눌원보건문고 10

여성의 건강과 인권

국제인권법을 통한 여성건강의 보호와 증진

Women's health and human rights

The promotion and protection of women's
health through international human rights law

R. J. 쿡

서울대학교 의과대학
의료관리학교실 옮김

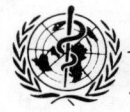

세계보건기구 World Health Organization

세계보건기구는 국제적인 건강문제와 공중보건에 대해 일차적인 책임을 지는 국제연합의 전문기구이다. 1948년 조직된 이 기구를 통해 약 170개 국의 보건의료 전문가들은 서로의 지식과 경험을 교환하고 2000년까지 전인류가 사회경제적으로 생산적인 삶을 영위할 수 있게 하는 건강수준에 도달할 수 있도록 노력하고 있다.

세계보건기구는 포괄적인 보건의료서비스, 질병 예방과 관리, 환경위생 개선, 보건의료인력 개발, 생의학 발전과 보건의료서비스 연구 조정, 보건사업 기획과 실행을 증진시키고 회원국간의 직접적인 기술협력과 협조망을 구축하는 것을 돕는다.

이런 폭넓은 분야의 노력에는 회원국 전 국민을 포괄하는 일차보건의료체계 개발, 모자보건 증진, 영양실조 개선, 말라리아나 결핵, 나병 같은 전염병 관리, 에이즈 예방과 관리를 위한 전세계적인 전략 조정, 예방할 수 있는 질병에 대한 면역증진활동 강화와 천연두 박멸, 정신건강 증진, 안전한 식수공급, 모든 범주의 보건인력교육 등의 다양한 활동이 망라되어 있다.

인류의 더 나은 건강을 위해서는 생물학적 물질, 살충제, 약품에 대한 국제표준 설립, 환경보건 기준 설정, 약품의 일반명 사용 권장, 국제보건규약 관리, 질병과 관련 건강문제의 국제적 통계 분류 개정, 보건통계 정보 수집과 분배 등에 대한 고려 또한 필요하다.

다양한 세계보건기구 주관 사업에 대해 더 자세한 정보를 얻으려면 세계보건기구의 간행물들을 참고하면 된다.

여성의 건강과 인권

국제인권법을 통한 여성건강의 보호와 증진

레베카 J. 쿡
토론토 대학 법학부
부교수(연구담당) 겸
국제인권사업 책임자
Rebecca J. Cook
Associate Professor(Research) and
Director, International Human Rights Programme
Faculty of Law, University of Toronto
Toronto, Canada

1994
제네바
세계보건기구

역자서문

　여성의 건강권은 국제인권법으로 보호받고 있다. 그러나 보통 인권
조약의 의무사항은 제대로 지켜지지 않아, 그 결과 많은 여성들이 건
강상의 불이익으로 고통받는다. 『여성의 건강과 인권-국제인권법을
통한 여성건강의 보호와 증진(*Women' health and human rights -
The promotion and protection of women's health through in-
ternational human rights law*)』에서 레베카 쿡 박사는 여성이 겪는
건강상의 불이익은 인권의 견지에서 보면 불공평이라고 지적하면서,
국제인권조약은 그 조약을 승인한 국가에서 여성의 건강 수준을 향상
시키는 수단으로 사용되어야 한다고 주장하고 있다. 이 책은 세계보
건기구에서 1993년에 열린 세계인권협의회에 제출하기 위해 쓴 책이
다. 이 책의 저자인 레베카 쿡 박사는 캐나다 토론토 대학 법학부 부
교수로 인권법 전문가이다.

　이 책은 크게 세 부분으로 구성되어 있다. 서론과 문제제기, 방법론
에 해당하는 1-3장과 본론에 해당하는 4, 5장, 그리고 결론이다. 제1
장에서는 1945년 유엔헌장 이래 여성의 건강과 관련된 국제인권이 어
떻게 발전해 왔는지를 검토하고, 제2장에서는 세계보건기구에서 정의
한 건강의 개념에서 볼 때, 여성의 건강이 그동안 생물학적·사회적으

로 무시당해 왔다는 점을 지적하면서, 생애의 각 주기별로 여성의 건강에 나쁜 영향을 미치는 여러 조건들을 살펴보고 있다. 제3장 국가의 조약 의무 이행의 측정에서는 국가가 여성의 건강과 관련된 인권의 준수 여부를 알기 위해서는 무엇을 측정해야 하며, 각 권리의 범위와 내용 및 국가 의무의 특성은 어떤 것인가를 보여준다.

제4장에서는 국제인권법을 분석하고 있다. '모든 형태의 차별을 받지 않을 권리'를 비롯하여 '생존·자유와 안전에 관한 권리', '가정생활과 사생활을 영위할 권리', '정보와 교육의 권리', '건강권과 보건의료 서비스를 받을 권리', '과학적 진보의 이익을 향유할 권리', '여성의 역량강화에 관한 권리'를 분석하여, 이러한 권리들이 여성건강 문제에 어떻게 적용되어 왔고 적용될 수 있는가를 사례를 들어 살펴보고 있다. 제5장에서는 국제인권법에서 보장하고 있는 여성의 건강을 보호하기 위해 국가적·지역적·국제적으로 어떤 인권기전을 갖고 있는지 살펴보고 있다.

마지막으로 결론에서는 여성의 건강과 관련된 국제인권은 인권을 지키도록 만들 수 있는 강제력 있는 의무조항이 없으면 가치가 없으므로 여성들이 역량을 강화하여 인권법을 통하여 여성의 건강 수준을 높이기 위한 활동을 할 필요가 있다는 점을 지적하면서 글을 끝맺고 있다.

우리나라는 여성의 건강을 보호하는 대표적인 인권조약인 '여성에 대한 모든 형태의 차별철폐에 관한 협약'에는 1985년에, 그리고 '시민적 및 정치적 권리에 관한 국제규약'과 '경제적, 사회적 및 문화적 권리에 관한 국제규약'에는 1990년에 가입하였다. 이 조약에 가입한 국가는 모든 사람이 도달 가능한 최고 수준의 신체적·정신적 건강을 향유할 권리를 가지는 것을 인정하고, 이 권리의 완전한 실현을 점진적으로 달성하기 위하여 가용자원이 허용하는 최대한도까지 조치를 취할 것과 보건 분야에서의 여성에 대한 차별을 철폐하기 위한 모든 적절한 조치를 취할 것을 약속하였다. 따라서 우리 정부는 성·직업·소득·지역 등에 관계없이 누구나 보건의료서비스를 평등하고 제약없이 이용할 수 있도록 보장하고, 그 결과 모든 사람들이 건강한 생활을 영위할 수 있도록 할 의무가 있다.

그동안 여성의 건강권이 독립된 문제로 제기된 적은 거의 없었다. 그보다는 지역과 소득에 따른 격차를 줄이려는 노력이 주로 이루어져 왔다. 이제는 그동안 의식하지 않았던 성에 따른 격차를 줄이려는 노력이 필요한 시점이다. 여성의 건강권으로 눈을 돌려 보면 많은 과제가 쌓여 있다. 여성들의 건강에 관한 기초 자료는 아직 미비한 실정이며, 여성의 건강에 영향을 미치는 보건의료서비스에 자신의 의견을 반영하려는 여성들의 모아진 소리는 없다.

이 책은 여성의 건강권에 대한 문제를 제기하는 최초의 책이다. 국제인권법을 활용하여 여성의 건강을 지키자는 저자의 주장은 새로운 제안이며, 이 땅의 여성들에게 무척 중요한 메시지를 전해주고 있다. 이 책은 여성의 건강권에 대한 논의를 시작하는 데 중요한 계기를 제공해 줄 수 있을 것이며, 이런 과정을 통하여 여성이 참여의 한 주체가 되는 의료가 만들어질 수 있을 것이다.

1995년 2월
서울의대 의료관리학교실
주임교수 신영수

목차

10

서문

___

이 책은 원래 1993년에 열린 세계인권회의(World Conference on Human Rights)에 제출하기 위하여 세계보건기구에서 준비한 것이다. 따라서 이 책에서는 여성의 건강이라는 주제를 국제인권법의 관점에서 접근하였다.

이 책에서는 여성의 건강을 보건의료 전문가나 환자 또는 정치가의 관점이 아니라 법률가의 관점에서 보았다. 인권법 전문가인 레베카 쿡 박사는 국제인권조약을 살펴보고, 이 조약들이 여성건강 증진활동에서 갖는 의미를 검토하였다.

많은 사회에서, 여성의 지위가 낮은 것은 여성과 여성이 수행해야하는 사회적 역할 때문이라고 생각한다. 이렇게 여성의 '가치를 낮게 평가'하기 때문에 여성들은 정부가 국제조약에 서명하면 자동적으로 주어지는 권리들—예를 들어 정보에 접근할 권리, 적절한 영양을 섭취할 권리, 가족계획과 같은 보건의료서비스를 받을 권리—을 거부당하게 된다. 해마다 약 50만 명의 여성들이 임신 및 출산의 합병증으로 죽는데, 이 중 대부분은 예방할 수 있는 것이다. 세계 여러 곳에서 여성의 지위는 여전히 낮으며, 모성사망을 자연적인 순리로 받아들인다.

남녀평등을 보장하는 현대적인 인권법의 관점에서 볼 때, 많은 여성들이 겪는 건강상의 불리함은 불공평에 속한다. 예를 들어 모성사망은 많은 여성들이 직면하는 일련의 불공평 중에서 단지 종착점일 뿐이다. 양식이 모자라면 여성은 맨 마지막에 가장 적게 먹고, 교육도 제대로 받지 못하고, 일은 많이 한다. 여성들이 할 수 있는 다른 일과 마찬가지로, 여성들이 가임 능력이 있다는 사실은 별로 인정을 받지 못한다.

보건의료부문에서는 특정 보건의료서비스가 존재하지 않기 때문에 여성의 권리가 침해받을 수 있다. 여성들이 건강을 위해 선택할 수 있는 활동에 대한 정보가 없거나, 또는 단순히 집 안팎에서 여성들이 지고 있는 짐을 덜어줄 적절한 기술이 부족하다는 점 때문에 여성의 권리는 침해받을 수 있다. 오늘날 빈민계급은 대부분 여성이고 또 이들은 주로 한 가정의 가장이다. 어린 소녀들과 마찬가지로 이 빈민여성들도 생계를 유지하려면 자신과 자녀들의 건강에 위험하다고 알려진 열악한 환경 속에서 저임금 작업을 하는 수밖에 없다. 많은 여성들이 쉽게 매춘의 피해자가 되며, 강간이나 다른 육체적 학대와 같은 폭력의 희생자가 된다. 인종갈등과 전쟁과 같은 위기의 시대에는 이런 폭력이 급증한다. 국가가 건강과 관련된 인권조약을 준수하는지 판단할 때는 여성의 건강을 중요하게 고려할 필요가 있다.

건강에 관한 법은 공중보건을 증진시키는 데 실질적으로 기여해왔고 여성의 건강을 증진시키는 데 더 적극적으로 활용될 수 있다. 국제사회는 이런 법이 제정된 후 여성의 건강이 나아진 사례가 있다는 사실에 주목해야 할 것이다.

그동안 여성을 둘러싼 사회경제적 상황은 열악하였고 여성의 건강 수준도 낮았지만 여성은 항상 살아남았다. 역사를 통해서 여성들은 전쟁, 기근, 한발과 질병에도 살아남았고, 자녀와 가족과 공동체의 생존을 지켜왔다. 여성들이 여러 가지 기본권과 자유권을 활용하여 자신들의 건강 수준을 향상시킬 수 있도록 격려하고 지원해야 한다.

인권의 역동적인 모습은 그것을 활용할 수 있는 가능성을 제시해준다. 역동적인 인권 구조 안에서 모든 인간에게 동등한 가치와 존엄성을 부여하는 문화가 싹틀 수 있고, 차별하지 않는다는 원칙—이것이 기존의 상품과 서비스에 대한 접근에 대한 것이건 참여와 선택의 자유의 허용과 관련된 것이건 무관하다—이 존중될 수 있다.

전 세계의 여성들은 조약 이상의 것을 필요로 한다. 여성들이 필요로 하는 것은, 이러한 조약의 내용이 그들 생활에서 실현되고 실제로 보건의료서비스를 받을 수 있게 해주는 긴급한 행동이다. 이 책은 이런 행동을 성취할 수 있는 방법에 대한 지침서이다.

A. 엘 빈다리 하마드 박사

감사의 말

이 책은 1993년 6월 '세계인권회의를 위한 세계여성건강위원회 (Global Commission on Women's Health for the World Conference on Human Rights)'에서 준비한 것이다.

이 책을 쓰는 데 기여한 사람은 다음과 같다. J. P. 알렉산더 씨, M.-J. 베르나르디 여사, D. 블레이크 박사, K. L. 본드 씨, D. 브람리, J. 코팅엄 여사, S. S. 플러스 씨, M. 하슬레그레이브 씨, M. J. 허쉬펠트 박사, M. 로우 박사, J. 레슬리에 박사, S. 리야구비-오우아치 박사, C. A. 물호란드 여사, G. 피넷 씨, L. 포터 씨, J. 로촌 박사, M. 심프슨-허버트 박사, J. 스파이스핸들러 씨, M. A. 스브라마니안 씨, R. 타파 박사, T. 튀르멘 박사, C. K. 블라소프 박사, A. S. 윌리암 여사와 S. 졸파가리 여사 등이다. A. 엘 빈다리 하마드 박사는 전체적인 조정을 하였다.

세계보건기구는 뉴욕의 카네기 재단에서 받은 일반 지원을 감사드린다. 그 지원이 없었다면 이 책을 만들 수 없었을 것이다.

세계보건기구는 자료를 제공해준 사람들에게도 감사를 드린다. 느수카의 나이지리아 대학, U. 아마지고 박사; 리버풀 열대 의학원의 L. 브라빈 박사; 워싱턴 DC의 국제여성연구센터의 M. 부비닉 박사; 런

던의 권리와 인간성 협회, J. 하우저만 여사; 미국 버지니아주 알링턴의 마더케어/존 스노우 사의 M. 코블린스키 박사; 아디스아바바에 있는 범아프리카 위원회의 B. 라스-워크 씨; 미국 뉴저지주 뉴브런스윅에 있는 루트거즈대학의 L. 하이스 박사; 유엔 비엔나 사무소의 C. 메슬렘 박사; 국제연합아동기금, 그리고 다른 많은 분과 기관들에게 감사드린다.

제1장 여성의 건강과 관련된 국제 인권의 발전

국제법에서는 '건강'을 이해할 때 세계보건기구 헌장에 수록된 건강의 정의(1)의 영향을 받는다. 1946년 7월 22일에 서명하여 1948년 4월 7일에 발효된 세계보건기구 헌장에서는 건강을 다음과 같이 정의하였다.

건강이란 질병이 없거나 허약하지 않다는 것만을 말하는 것이 아니라 신체적, 정신적 및 사회적으로 완전히 안녕한 상태에 놓여 있다는 것이다.

이처럼 폭넓은 건강 개념은 법적으로 다음과 같은 의미를 지니고 있다. 즉 각 나라는 건강, 사회 및 관련 서비스를 증진시킬 뿐 아니라 여성의 신체적, 정신적 및 사회적 안녕 상태를 실현하고 지속시키는 데 장애가 되는 요소를 예방하거나 제거할 의무도 지고 있다는 것이다. 여성의 건강을 확보하기 위해서는 단순히 신체적, 정신적인 보건의료서비스뿐 아니라 사회적 기초의 정당성에도 주의를 기울여야 한다.

여성건강에 있어서는, 1945년 국제연합헌장의 채택으로 현대적인

권리의 시대가 시작되었다고 할 수 있다. 초기의 국제문서는 여성의
권리를 다루기는 하였지만 야간노동과 같은 위험요인으로부터 여성을
보호한다는 가부장적인 관점을 갖고 있었다. 국제연합헌장(2)은 국제
연합의 목적을 기술하는 조항에서 시작한다. 그것은 다음과 같다.

경제적, 사회적, 문화적 또는 인도적 성격을 가진 국제문제를 해결하고
예를 들어 …성…에 따른 차별 없이 모든 사람의 인권과 기본적 자유에
대한 존중을 촉진하고 장려함에 있어 국제적 협력을 달성한다.

이 헌장은 국제연합이 '보다 높은 생활수준과… 경제사회적 진보와
발전의 조건'과 '경제, 사회, 보건과 관련 국제문제의 해결'을 촉진하도
록 요구하고 있다. '평등권 원칙을 존중'하도록 장려하기 위하여 국제
연합은 '…성…에 따른 차별이 없는 모든 사람을 위한 인권과 기본적
자유에 대한 보편적 존중과 준수'(2)를 촉진해야 한다.

국제연합헌장을 토대로, 그 후에 여러 국제조약과 지역조약 문서가
만들어졌다. 1948년에 유엔 총회에서 세계인권선언(Universal De-
claration of Human Rights)(3)이 채택되었다. 이 선언은 성에 따른
차별을 단호하게 비난하고, 건강의 보호·증진과 관련된 다양한 권리
들을 공표하였다. 이 선언에 이어 두 개의 일반 규약 즉 1966년 유엔
총회에서 채택된 '시민적 및 정치적 권리에 관한 국제규약(시민권규
약)'(4)과 '경제적, 사회적 및 문화적 권리에 관한 국제규약(사회권규
약)'(5)이 채택되면서, 세계인권선언은 국제인권법으로 발전하였다.

이와 유사하게 세계인권선언을 기초로 지역인권조약들도 만들어졌
다. 지역인권조약에는 '유럽인권보호협약(European Convention for

the Protection of Human Rights and Fundamental Freedoms: 유럽협약)'(6), '유럽사회헌장(European Social Charter)'(7), 그리고 '미주인권협약(American Convention on Human Rights: 미주협약)'(8)과 '경제적, 사회적 및 문화적 권리의 영역에 대한 추가 의정서(Additional Protocol in the Area of Economic, Social and Cultural Rights)', 그리고 '인권과 인민의 권리에 대한 아프리카헌장(African Charter on Human and Peoples' Rights: 아프리카헌장)'(9) 등이 있다. 이러한 지역협약은 모두 성에 따른 차별을 금지하고 건강의 보호·증진과 관련된 다양한 권리를 존중할 것을 요구한다.

여성의 건강과 관련된 특수협약도 있다. '모든 형태의 인종차별철폐에 관한 국제협약(International Convention on the Elimination of All Forms of Racial Discrimination: 인종협약)'(10)은 다른 인종의 여성에 대한 차별을 금지하는 것이고, '아동권리협약(Convention on the Rights of the Child: 아동협약)'(11)은 소녀의 권리를 보호하며, '고문·기타 잔학하고 비인도적인 또는 품위를 손상시키는 대우 및 형벌에 관한 협약(Convention against Torture and Other Cruel, Inhuman or Degrading Treatment or Punishment)'(12)은 여성에게 신체적·정신적 고통을 주는 것을 방지한다. 그리고 '난민의 지위에 관한 협약(Convention relating to the Status of Refugees)'(13)은 난민 여성을 보호한다.

세계인권선언에서 발전되어 1979년에 채택된 '여성에 대한 모든 형태의 차별철폐에 관한 협약(Convention on the Elimination of All Forms of Discrimination against Women: 여성협약)'(14)은 여성의 평등권에 지침이 될 만한 문서이다. 여성협약은 여성 인권에 대한 존

중과 준수를 요구하는 결정적인 국제적 법률문서이다. 이 협약은 보
편적으로 미치며 범위가 포괄적이다. 이 협약은 이를 비준한 회원국
이 보건과 가족계획을 포함한 시민적, 정치적, 경제적, 사회적 및 문화
적 영역에서 여성에 대한 모든 형태의 차별을 철폐해야 할 법적인 의
무를 지는 첫번째 국제조약이다. 1994년 1월 1일 130개국이 이 협약
의 당사국이 되었다(부록 1을 보시오).

여성협약에 대한 국제적인 호응을 보면 국제인권법의 장단점을 모
두 볼 수 있다. 국제조약은 국가가 보통 비준을 통해 그 조약에 자발
적으로 가입할 때만 법률적으로 강제적 성격을 얻을 수 있다는 단점
을 갖고 있다. 반면 국제조약의 장점은 인권조약에 가입하면 정치적
으로 유리하고 도덕적으로 우월한 위치를 차지할 수 있기 때문에, 국
가는 조약에서 부과하는 권리 확보의 의무를 기꺼이 받아들인다는 것
이다.

여성협약의 당사국은 '여성에 대한 차별을 철폐하는 정책을 모든
적절한 수단을 통해 지체 없이 추진할' 일반 의무와 '가족계획과 관련
된 것을 포함한 보건사업의 혜택을 확보하기 위하여 보건 분야에서의
여성에 대한 차별을 철폐할'(14) 특수 의무가 있다. 따라서 협약 당사
국은 여성건강의 위험요인을 확실하게 결정해야 하는 의무가 있다.
협약 당사국은 적절한 보건의료서비스에 대한 여성의 접근성, 보건의
료 제공형태 및 여성의 이환율이나 사망률과 같은 자국의 주요 문제
에 따라 건강 위험요인에 대처하는 방법을 결정할 수 있다. 여성협약
에서 요구하는 것은 각국이 취한 조치가 여성의 건강을 보호·증진시
키며 여성의 존엄성과 자유의지의 영역을 확장하는 것이어야 한다는
것이다.

여성의 안녕을 저해하는 법률, 관습, 고정관념 및 편견을 제거할 권리는 여성의 건강과 관련된 권리이다. 교육과 보건의료서비스를 통해 보건의료에 접근할 권리 역시 필요하다. 여성이 가족, 공동체 및 사회의 다른 구성원에 비해 불리하다면, 여성이기 때문에 차별받는다고 간주할 것이다. 여성들이 살고 있는 가족, 공동체 또는 사회가 다른 가족, 공동체나 사회에 비해 불리하다면, 여성은 인종, 계급이나 지리적 위치와 같은 특성과 관련된 이중의 불리함을 겪게 된다.

인권조약에는 조약의 이행 정도를 심의하는 위원회를 만드는 조항이 있다. 예를 들어 '여성차별철폐위원회(Committee on the Elimination of Discrimination against Women)'는 여성협약을 이행하는지 심의하기 위해 설립된 조약기구이다. '인권이사회(Human Rights Committee)'와 '경제적, 사회적 및 문화적 권리에 관한 위원회(Committee on Economic, social and Cultural Rights)'와 같이 조약에 의거하여 만들어진 다른 기구들도 각각 시민권규약과 사회권규약을 준수하는지 심의한다. 주요 인권조약들은 모두 조약기구에 보고하는 체계를 갖추고 있다.

조약기구는 당사국에게 의무를 이행하기 위해 취한 조치와 그 조치에 따라 활동하면서 부딪친 어려움을 정기적으로 보고하도록 요청한다. 이 보고서는 관련 조약기구에서 보고국의 대표가 참석한 가운데 검토한다. 인권이사회와 같은 조약기구들은 자국정부의 규약위반을 제소하는 개인적 탄원도 받는다.

세계보건기구는 건강을 질병이나 불구가 없는 것뿐 아니라 신체적, 정신적 및 사회적 안녕을 포괄하는 것으로 이해하고 있다. 따라서 건강을 세계보건기구가 정의한 대로 성취하고 유지하기 위해서는, 의료·

간호 및 관련 보건서비스의 공급뿐만 아니라 서로 다른 수준에서 서로 다른 방식으로 건강에 기여하는 포괄적인 범위의 인권에 주의를 기울여야 한다. 여성건강의 보호·증진과 관련된 권리는 다음과 같다.

- 여성이 모든 형태의 차별을 받지 않을 권리
- 생명, 자유 및 안정에 관한 권리, 가정과 사생활에 관한 권리 및 정보와 교육의 권리를 포함한 개인적 자유와 자율에 관련된 권리
- 보건의료서비스를 받을 권리와 과학적 진보의 이익을 향유할 권리
- 사상과 집회의 자유에 관한 권리와 정치참여의 권리를 포함한 여성의 역량강화에 관한 권리

이 책은 먼저 앞에서 열거한 국제 인권이 여성의 건강을 보호하고 증진시키는 데 적절한가를 검토하고(부록 2를 보시오), 앞으로의 분석 틀을 제시하고 인권 및 여성의 건강에 관련된 조직간의 교류와 협력을 위한 틀을 제공하여 다음과 같은 과제를 달성하는 것을 목표로 한다.

- 여성의 건강을 보다 더 효과적으로 보호·증진하기 위하여 필요한 인권의 범위와 내용을 더 자세히 설명한다.
- 여성의 건강에 관련된 인권을 보호하는 국가 의무의 성격을 보다 더 분명히 하여 공표한다.

마지막으로 이 책은 국가가 여성건강의 보호·증진에 관한 인권조약상의 의무를 이행하도록 할 국제적, 지역적 및 국가적 수준의 기전을 설명하려고 한다.

제2장 여성의 건강에 대한 전반적인 무시

개관

건강은 '단순히 질병이나 불구가 없는 것이 아니라 신체적, 정신적 및 사회적 안녕'에 의해 결정된다는 세계보건기구의 건강 개념은 단순한 질병 치료가 아니라 주민의 사회복지가 중요하다는 점을 강조하고 있다. 의학이 건강에서 중심적인 위치를 차지하고 있지만, 건강은 물리적, 유전적, 환경적 및 사회경제적 요소들이 결합되어 결정된다. 주민들의 건강을 결정짓는 요소는 신체적 요소뿐만 아니라 국민총생산, 부의 분배, 수입획득 능력과 기회에의 접근, 교육자원의 이용가능성 및 접근성, 도시와 농촌의 물리적 하부구조와 생활환경, 건강 수준에 영향을 미치는 자원의 분배에 개별적 또는 집단적으로 영향을 미칠 수 있는 정치구조와 같은 것 등이 있다(15). 따라서 건강에 영향을 미치는 환경은 사회 및 경제적 기능에 관한 통계지표를 통해서 분석될 수 있고 개인, 가족, 지역사회나 동질적인 집단에서부터 국가 자체까지 서로 다른 차원에서 분석될 수 있다.

세계의 어떤 지역에서는 여성들이 비교적 낮은 위치를 차지하고 있는 것처럼 보인다. 개인적 차원에서 보면, 여성들은 보통 자존심을 갖지 못하고, 낮은 지위를 당연하게 받아들이며, 딸을 낳는 것은 자신의 잘못이며 미안하고 슬프다고 생각하게 하는 조건에서 살고 있다(16). 가족들은 보통 아버지의 성을 따르며, 자신들이 부계 혈통에 속한다고 생각한다. 딸에 대한 낮은 평가는 법적, 종교적 및 문화적 신조에 의해 강화된다. 사회적으로 여성들은 나이와 상관없이 열등하다고 평가되지만, 지참금이 있어야만 딸들을 시집보낼 수 있는 상황이 되면, 여성들의 낮은 가치는 지위의 문제나 정신적인 영역을 넘어서 물질적인 이해의 영역에까지 이르게 된다. 여성이 결혼하여 가정을 떠나거나 결혼하지 않아도 직업을 갖지 못하거나 또는 혼전 임신으로 버림을 받게 되면, 가족들은 여성의 교육비를 전혀 보상받지 못하게 된다. 며느리들은 임신으로 인해 죽게 되거나, 불임이 되거나, 또는 감염 또는 치욕으로 고통받다가 남편으로부터 이혼당하거나 버림받을 수도 있으므로 며느리에게 투자하지 않는 것은 당연하다. 여성이 여러 가지 면에서 불리했던 영향이 누적되어 있고, 법적·종교적 및 문화적 전통과 사회경제적 체계 안에서 여성의 가치를 낮게 평가하기 때문에, 많은 여성들이 세계보건기구에서 정의한 것과 같은 건강을 누리지 못한다. 여성이 사회에서 차지하는 지위가 낮기 때문에 여성들은 건강이 나빠지고 병에 걸리기 쉽고 일찍 죽게 되며, 여성들이 임신으로 죽기 쉽고 불임이 될 수 있기 때문에 여성의 지위가 낮아진다. 즉 여성의 불리함은 악순환된다(17).

여성의 건강에 대한 무시는 생물학적 성(sex)과 사회적 성(gender)의 기반 위에 널리 퍼져 있다. 생물학적 성(sex)은 유전적, 생물학적으로 결정되는 데 비해, 사회적 성(gender)은 '사회적으로 양성이 서

로 다른 기반을 갖고 있다고 생각되는 인간성, 태도, 감정, 가치, 행위
와 활동'을 나타내는 사회적 구조물로 이해할 수 있다(18). 여성은 자
신들의 생물학적인 성, 예를 들어 월경과 관련된 금기나 기능장애와
같은 것 때문에 건강과 다른 문제에서 차별을 받는다(19, 20). 또한
여성은 여성(female gender)의 역할이 사회적·경제적 관점에서 가치
가 없기 때문에 추가로 차별받는다. 집에서 가사일과 아동을 돌보는
사람들은 보통 '실업'자로 간주되며, 산업보건과 안전 보호와 같은 고
용과 관련된 복지 혜택을 받을 자격이 없다. 전통적으로 남성에게 주
어졌던 사냥꾼, 전사, 또는 가족 부양자 같은 역할은 여성에게 부여된
가정관리인의 역할보다 위신도 높고, 가족의 활동을 보상받을 때도 남
성이 우선이다.

간호, 건강보조원, 육아와 같이 여성과 관련된 서비스 역할은 거의
언제나 보수가 낮았다. '여성(feminine)'의 역할은 남성성(mas-
culinity)과 관련된 역할보다 중요도와 신뢰도가 떨어지며, 가치가 낮
고 보호받을 가치도 없는 것이다. 여성이 아이를 낳다가 죽는 것은 신
의 의지나 자연법칙이라고 함으로써, 임신과 출산시 여성의 건강을 돌
보지 않는 것이 합리화된다(21). 저소득층이나 노인과 같이 사회에서
가장 건강이 나쁜 사람들 중에는 보통 여성들이 많다.

개발도상국과 선진국 모두 세계보건기구에서 정의한 것과 같은 건
강을 달성하고자 노력한 결과, 건강면에서 여성이 불리하다는 사실을
인식하게 되었다. 다양한 분석적 연구를 통해 이런 불리함의 원인을
밝혀냈고, 인권을 보호하는 현대법은 이런 불리함을 대부분 불공평이
라고 규정하였다. 예를 들어 모성사망은 모성진료(maternity care)를
받지 못하는 것이 직접적 원인이고, 다산이나 출산의 터울이 짧아서

생긴 쇠약과 빈혈, 그리고 가난이 구조적 원인이라고 설명할 수 있다.

인권법에는 인간은 누구나 보건의료서비스를 받을 권리가 있다고 하였다. 이에 따르면 산과 서비스를 제공하지 않거나 받지 못하게 방해하는 행위의 책임은 국가에 있다. 여러 권리 중에서 특히 교육을 받을 권리의 침해는 다산의 잠재적 원인이 된다. 산모·신생아와 이미 태어난 아이의 건강을 위해 최소한 임신 간격이 2년은 되어야 한다는 글을 읽고 이해할 수 있는 사람이라면 출산 간격을 두는 것이 좋다는 사실을 알게 될 것이다. 국가가 국민의 기본적 필요가 아닌 군사비 등에 국부를 과도하게 많이 지출하고 있다면, 가난의 구조적인 원인에 대한 법적 책임은 국가에 있다고 할 수 있다(22). 또 국제법에서는 국가에게 개발을 요구함으로써 그 나라의 빈곤문제를 바로잡도록 할 수 있다(23).

사람들이 병에 걸리거나 죽게 되는 직접적 원인이나 기본적, 구조적인 원인은 나라와 질병 그리고 사회경제적 계급과 인종집단에 따라 크게 다를 수 있다(24). 그러나 주민 내에서 중요한 차이인 남성과 여성 사이의 차이는 연구나 실제 진료에서 제대로 규명하지 못하고 있다. 생식기능에서 분명한 차이를 보이는 것을 제외하고는, 인구에 관한 연구는 성 차이를 구분하지 않는 경향이 있고, 여성에게 적절한 연구를 하지 않는다. 많은 임상 연구와 생리학 연구에서 여성을 배제하는 근거는 자료를 분석할 때 월경주기가 잠재적으로 혼란변수라는 것이다. 이것을 통제하려면 실험대상인구를 더 늘려야 하고 자료수집과 분석이 더 복잡해진다. 따라서 연구대상에서 여성을 배제하는 이유로 내세우는 논리는 다음과 같다. 즉 실험적인 약품과 치료법을 여성에게 사용하면 태아를 알려지지 않은 위험에 노출시킬 수 있고, 그렇다고 임산부를 배제하려면 실험과 직접 관계가 없는 설문이나 시험을 더 해야 한다는 것이다(25).

여성은 생식기능과 호르몬 상태뿐 아니라 생리적으로 남성과 다르다. 따라서 남성을 대상으로 한 연구나 남녀를 구분하지 않은 주민에 기반한 연구와 보건사업은 여성에게 적절하지 않다(26). 여성은 신체의 형태, 기관의 크기와 무게, 그리고 체지방의 분포가 다르며 따라서 예를 들어 치료약의 생체 내 이용효율은 남녀가 서로 다르다.

그 결과 여성들은 다음과 같은 문제로 고통받고 있기 때문에 여성의 관점에서 건강문제를 분석할 필요가 있다.

- 남성과 여성에게 다르게 영향을 미치는 질병이나 조건
- 여성 또는 일부 여성집단에게만 있는 질병이나 조건
- 여성에게 더 많이 나타나는 질병이나 조건
- 여성 또는 일부 여성집단 사이에서만 더 심각한 질병이나 조건
- 여성 또는 일부 여성집단에게만 차이가 나는 위험요소를 가진 질병이나 조건
- 여성 또는 일부 여성집단에게만 다른 개입을 하게 되는 질병이나 조건

실제로 국가, 지역 및 국제적 수준에서 여성의 병의 예방, 진단 및 치료방법을 개선하고 여성에게 영향을 미치는 질병과 조건에 대한 연구를 확대할 필요가 있다.

건강을 악화시키는 위험요소는 다양한 기준을 기초로 분석될 수 있고, 위험에 처한 여성은 나이, 사회경제적 지위, 문자해득과 교육수준,

가족구조와 인종집단과 같은 항목으로 분류될 수 있다. 제2장에서는 인생주기의 각 단계에서 여성의 건강에 나쁜 영향을 미치는 여러 조건들을 살펴본다. 물론 이것이 완벽하거나 포괄적인 것은 아니지만, 이를 근거로 고통의 경감, 치료 및 예방적 개입을 제공하도록 인권법에 호소할 수 있을 것이다.

영유아기의 건강위험요인

여자아기가 태어나면 부모들은 보통 아기가 여성이라는 이유로 실망한다. 사실 어떤 나라의 부부들은 태아가 여성이면 유산시킬 목적 하나만으로 태아 성감별을 하는 사례도 있다. 여자라는 이유로 죽게 되지는 않았다 할지라도, 여자 신생아는 어머니가 젖을 잘 주지 않는다거나 잘 보살펴주지 않아서 영양실조로 죽을 수도 있다(18). 여자아이가 남자아이보다 태어날 때 생물학적으로 유리하고, 선천적으로 감염이나 영양실조에 대한 저항력이 더 크지만, 보통 이런 유리함은 사회적인 불리함 때문에 상쇄되어 버린다(27). 딸들은 가족부양순위에서 뒤처져 있기 때문에 영양실조로 건강이 악화되어 고통받는다. 그리고 자원의 부족으로 고통받는 사회계급의 여자아이들만 이러한 영양상의 차별을 받는 것이 아니다(18).

부모들은 보통 여자아이는 학교에 보내지 않기 때문에, 여자아이들은 교육에서도 불리하다. 그 대신 여자아이들은 보통 동생들을 돌보거나 어머니를 도와 물을 기르거나 연료로 쓸 나무를 구하거나 음식을 만드는 등의 가사일을 해야 한다. 글을 모르기 때문에 그들은 미래

를 다르게 선택할 수 있게 해주는 교육을 받지도 못하며, 위생과 같은
예방적 보건의료에 관한 지식을 알 수 있는 기회도 없다.

　세계의 특정 지역에 사는 소녀들은 여성 할례와 같은 특수한 위험
에 처해 있으며, 이 여성 할례는 이런 의식을 하는 가족과 사회 내의
다양한 인식과 가치체계에 의해 결정된다(28). 보통 여성 할례는 여아
가 보통 8살이나 9살경 첫번째 생리를 시작할 때 하며, 이것이 직접적
또는 간접적인 원인이 되어 소녀들은 많은 병에 걸리게 된다. 할례의
방법에 따라 신체적인 결과는 다르게 나타난다. 최악의 방법인 'in-
fibulation'1)을 하게 되면 감염, 경련, 쇼크, 출혈, 패혈증 및 요폐
(urine retention)가 생길 수 있다. 장기간의 신체적 합병증은 요로나
생식기 감염(urinary and reproductive tract infections) 등이 있고
그 결과 여성들은 불임, 월경불순, 방광질 누공(vesicovaginal fis-
tulae), 모자의 안전과 생존을 위태롭게 할 수 있는 폐쇄분만
(obstructed labour)과 같은 난산을 겪게 된다(29). 세계보건기구는
사하라 사막 이남 아프리카에 사는 8천만~1억 명의 여성들이 할례를
받으며, 그 중의 1,500만 명이 infibulation을 받는 것으로 추정했다.
이 수는 선진국의 이민사회와 동남아시아의 여성들―이들도 여성 할
례를 받고 있다고 한다―은 제외한 숫자다.

---

1) 성관계를 막기 위해서 여성의 대음순을 고리나 걸쇠로 잡아매거나 봉합하
   는 행위를 말한다.

청년기의 건강위험요인

소녀들은 유년기에 여러 가지 불리한 영향을 받았기 때문에 이미 건강 수준이 낮다. 그런데 이들은 청소년기가 되면 또 다른 위험에 직면한다. 소녀에게 나타나는 성징은 그들의 미래를 약속하지만, 소녀들 스스로 언제 누구와 성관계를 가질 것인가를 결정할 자유가 없기 때문에 이것 역시 취약함의 원인이 된다. 조기 임신은 그것만으로도 위험한데, 만약 혼전임신이라면 치욕을 당하고 쫓겨나기 때문에 위험이 더 커진다. 모성사망률은 십대 산모 사이에서 가장 높고, 조기 임신은 계속 반복되기 쉬워 위험이 더 커진다. 경제적 빈곤과 성적으로 학대하거나 매음을 강요하는 가족들로 인해 소녀들은 성병에 걸릴 위험이 높고 건강에 나쁜 환경에서 살게 된다. 많은 남성들이 면역결핍 바이러스(HIV)에 감염될 위험성 때문에 성교 대상자로 점점 더 젊은 여성을 선호한다. 보통 성적으로 착취당하는 청소년들은 마약에 의존하는 경향이 있다. 개발도상국이나 선진국에서 모두 소녀들을 대상으로 담배 선전과 술 광고를 하며, 그 결과 소녀들은 술이나 담배에 의존하게 되어 즉시 또는 장기적으로 건강을 해치게 되기 쉽다.

소녀들은 결혼하거나 임신을 하면 학업을 계속할 수 없고, 어린이를 양육해야 하기 때문에 학교에 출석할 수 없게 된다. 그 결과 소녀들은 교육을 많이 받았을 때 생기는 건강상의 혜택을 누리지 못하며, 취직해서 돈을 벌 기회도 제한된다. 가정에서의 작업, 특히 젊은 며느리가 할 일은 노인이나 병든 친척을 보살피거나, 가축을 기르고 농사를 짓는 육체적인 노동일 것이다.

일하는 여성의 건강위험요인

보통 '실업'으로 잘못 기재되는 가사일은 산업장에서 하는 노동이나 마찬가지로 건강에 위험하다. 가사일을 하는 여성들은 보통 영양부족 상태인데, 하루 종일 무거운 짐을 나르고, 환기가 잘 안 되는 곳에서 연기 나는 화덕에서 음식을 준비하고, 집 앞 텃밭에서 농사를 짓는 것과 같은 힘든 일을 해야 한다. 보통 남성보다 여성이 연료와 가정 내 화학물질을 훨씬 많이 만지게 된다. 불이나 끓는 물에 데는 화상과 같은 가정 내 사고는 작업장 사고 못지 않게 자주 일어난다. 어떤 지역에서는 남성보다 여성 사이에 척추 손상이 더 많은데, 이는 물을 길어오는 것과 같이 무거운 물건을 나르면서 생긴 것이다(30).

남성과 경쟁하고 있는 여성 노동자들은 힘든 노동과 신체적인 유해요소의 피해를 입을 위험이 더 크다. '여성적인' 직업에 종사하는 여성들은 저임금과 장시간 노동으로 고통받기 쉽다. 가정 밖에서 일하고 있는 여성은 일과시간의 힘든 노동 후에 가사일까지 책임져야 하는 이중고에 시달리고 있다. 이로 인해 여성들의 건강은 더 나빠지고, 자기 자신을 돌보거나 피로를 회복할 시간은 거의 없다.

생식보건(reproductive health)

세계보건기구의 건강개념(31)을 반영한 생식보건의 설명은 다음과 같다. 즉 생식보건은,

생식과정에 질병이나 이상이 없다는 것만을 말하는 것이 아니라 신체적, 정신적 및 사회적으로 완전히 안녕한 상태에서 생식과정이 이루어지는 상태를 말한다. 따라서 생식보건은 사람들이 생식능력이 있고, 출산력을 조절하며 성관계를 갖고 즐길 수 있는 능력을 가진 것을 의미한다. 생식보건은 또 재생산이 성공적으로 수행되어 영유아가 생존하여 건강하게 성장, 발달하는 것을 의미한다. 마지막으로 생식보건은 여성들이 안전하게 임신과 출산을 할 수 있고, 건강에 해를 주지 않으면서 생식력 조절이 이루어질 수 있고, 사람들이 안전하게 성관계를 가지는 것을 의미한다.

역학적 자료나 비교 자료에 따르면 기본 산과 서비스, 산전진료 및 관련 생식보건 서비스가 없을 경우 모성사망률과 이환율이 불필요하게 높아지는 것을 잘 알 수 있다(32, 33). 세계보건기구가 추산한 바에 의하면 매년 50만 명의 여성들이 임신과 관련된 원인으로 죽고, 몇 나라에서는 불안전한 유산이 "모성사망 원인의 25%에서 50%까지 차지한다. 그 이유는 단지 여성들이 원하고 필요로 하는 가족계획 서비스를 받지 못해서, 또는 유산 합병증에 대한 안전한 처치나 인간적인 치료를 받지 못해서이다."(34)

또한 임신시기가 너무 빠르거나 너무 늦은 경우, 임신을 너무 자주 하거나 출산 간격이 너무 짧은 경우에도 건강을 해치게 된다는 증거가 있다(35). 돌팔이 의사에게 유산을 받으면 생명이 위태로워지거나, 건강이 나빠지거나 아니면 다시 임신을 못하게 될 수도 있다. 보통 질 낮은 보건의료서비스로 생식기가 감염되면 불임이 되기 쉽다. 이렇게 되어 임신을 할 수 없게 되면 여성들은 결혼을 할 수 없게 되거나 아니면 이혼당하거나 버림받게 되며, 이 경우 여성들의 건강은 더 나빠진다. 고용에서의 남녀 차별로 인해 여성들이 독립적인 경제 능력을 갖기 어려운 경우에는 이런 상황이 더 악화된다.

임신을 하게 되면 신체적인 위험이 뒤따르기 때문에 여성들은 성관계를 가지면 임신이 될까 두려워한다. 따라서 여성들은 세계보건기구가 정의한 것과 같은 건강을 누릴 수 없게 된다. 사람들은 보통 남성의 공격적인 생식력은 긍정적인 특징으로 표현하고 받아들이는 반면, 여성들은 사회적 압력이나 종교적 압력으로 인해 성적 본능에 대해 이중적인 태도를 갖게 된다. 남성과는 반대로, 사람들은 보통 혼전 또는 혼외 성관계를 갖는 여성을 부도덕하다고 비난하고, 남성에게 성병을 옮기는 사람이라고 낙인찍는다.

지금까지의 후천성 면역결핍증(AIDS)과 HIV 감염의 모니터에서는 바이러스가 여성의 건강에 미치는 영향을 제대로 파악하지 못했다. 반면 AIDS와 HIV 감염에 관한 관심이 높아지자 여성의 이미지는 다시 '개인이 아니라 단순히 바이러스 전파의 매개체'가 되었다(36).

HIV 감염에 관한 임상연구에서 질병 진행과정과 의료중재가 여성에 미치는 효과에 관하여 이용할 수 있는 정보가 적다는 점에 관심을 보인 것도 극히 최근의 일이다. 한 연구에서 관찰한 바는 다음과 같다 (37).

HIV에 감염된 여성에 대한 원래의 관심은 HIV가 주산기에 전파되어 생기는 소아 AIDS와 여성과의 관계에 집중되었다. 의학 문헌을 검색해 본 결과 임신하지 않은 여성에게서 나타난 감염 결과에 초점을 맞춘 논문은 겨우 몇 개뿐이었다.

여성들은 HIV 감염에서 자신들을 보호하는 데 불리하다. 왜냐하면 여성 HIV 감염에 관한 정보가 없을 뿐 아니라, 여성들은 성관계를 거절하거나 상대 남성이 콘돔을 사용하도록 하거나 아니면 새로 나온 여성용 콘돔을 살 능력이 없는 경우가 많기 때문이다(38). 보건의료 전문인들이 HIV 감염자에게 서비스를 제공하기를 꺼리는 곳에서는 HIV 양성반응을 보이거나 HIV 양성이 의심되는 여성들은 아마도 남편들의 지위나 생활양식 때문에 부인과 검사, 주산기 진료, 유산 및 출산 서비스를 이용할 수 없게 될 것이다. 그동안 보건의료 전문인들은 그들이 근무하는 기관의 내규나 규칙을 위반하거나 윤리규약에 위배되는 행위를 징계받지 않고, HIV 감염의 위험이 높은 행태를 보이는 환자에게 냉담하게 반응해왔다(39, 40).

여성에 대한 폭행

남편의 폭행을 비롯한 여성에 대한 폭행으로 여성이 입은 신체적·정신적 상해는 제대로 인식되거나 진단, 치료되지 못하고 있다. 그 이유는 이러한 상해의 원인에 대한 사회적 인식 때문이기도 하다. 어떤 사회에서는 물리적 힘을 사용하는 것이 잘못된 행동이라고 생각하지 않으며, 폭행한 남성을 비난하거나 벌주지 않는다. 선진국에서는 여성 상해의 원인 중에 자동차 사고나 강간에 따른 폭행보다 단순 폭행이 더 많은 부분을 차지한다고 보고되었다(41). 또 다른 차원의 관심사는 노인학대이다. 왜냐하면 여성노인이 노인 중에서 많은 수를 차지하기 때문이다.

의학에서는 아동 상해의 원인이 성인 후견인에 의해 저질러진 아동

학대라고 밝혀내지 못하는 것과 마찬가지로, 여성 상해가 배우자나 후견인이 고의적으로 저지른 것이라고 밝히지 못한다. 거칠게 취급당하는 것에서부터 착취를 거쳐 신체적인 폭력까지, 가정 안팎에서 여성은 정신적, 신체적으로 폭행을 당한다. 이런 폭력은 여성들의 건강에 도움이 되는 안녕, 안전과 자존심을 부정하는 것이다.

기타 건강문제

여성은 사회적 지위가 낮기 때문에 여러 질병이 여성에 미치는 영향은 대체로 무시된다. 예를 들어 말라리아, 나병, 회선사상충증, 림프관 사상충증, 리슈마니아병, 주혈흡충증과 결핵과 같은 질병의 경우에 그러하다. 최근의 연구에 의하면 남성보다 여성이 이런 병에 더 많이 걸리지는 않는다 해도, 보통 여성들의 병세가 더 심하다고 한다(42). 그 이유는 이런 병에 낙인이 붙어있기 때문이거나, 여성들은 보통 더 이상 무시할 수 없을 정도로 증상이 심각해지기 전까지는 증상을 부정하기 때문이고, 여성들은 병에 걸리면 가정일을 하지 못할 것을 염려하는 마음 때문이기도 하다.

최근까지 선진국에서는 암과 심장질환—이들은 여성 사망의 가장 주요한 원인이다—과 같은 질병에서 성 차이가 있다는 것이나, 남녀간에 치료약의 효과가 다르다는 사실이 무시되어 왔다(43). 남성들은 언제나 임상 실험의 표준이었고, 그 표준을 여성에게 적용하는 것이 부적절하다는 것은 최근에야 겨우 인식하기 시작하고 있다.

노인문제, 특히 선진국의 노인문제 역시 점차 중요한 문제가 되고

있다. 여성이 남성보다 평균수명이 길지만, 그동안 삶의 질에서의 남
녀 차이나 여성노인들이 겪는 병에 대해서는 별 주의를 기울이지 않
았다. 여성은 수명이 더 길기 때문에 전체적인 이환기간도 더 길다.

제3장 국가의 조약 의무 이행의 측정

한 나라가 국제인권조약에 따라 어떤 특정한 권리를 지킬 책임이 있다면, 그 권리를 지키기 위해 해야 할 일을 법적으로 정의할 필요가 있다. 이와 관련되어 어떤 경우에 인권을 준수하고 있다고 할 것인가를 결정하는 문제와, 권리의 위반은 어떻게 확인하는가 하는 문제가 제기된다. 제3장의 목표는 여성의 건강이라는 맥락에서 제기된 이런 문제들을 위한 틀을 제공하는 것이다. 이 문제에 답하기 위해서는 인권이나 여성건강에 관련된 조직들이 서로 협력하고 상호 교류하여야 한다. 특히 국가의 인권조약 이행을 측정하는 기준을 만드는 조직과 여성건강을 위한 통계적 지표를 만드는 조직이 서로 협력할 필요가 있다.

국제연합에는 각 조약 의무의 이행 정도를 볼 수 있는 통계 지표를 개발하는 전문기구들이 있다. 각 나라는 이런 전문기구에서 개발한 통계지표를 가지고 자신들이 국제인권의 준수 표준을 지키고 있다는 것을 보일 수 있다(44, 45, 46). 인권기구는 인권(47)과 경제적, 사회적 및 문화적 권리(48, 49, 50)와 관련된 기준을 개발하고 정교화하는 일을 해왔고, 이 작업은 그동안 주목할 만한 발전을 이루었다. 이런 면에서 볼 때, 여성의 건강에 대한 세계보건기구의 지표와 기준은 유용한 도구이며, 관련 기구는 이를 충분히 활용할 수 있을 것이다.

측정대상

'경제적, 사회적 및 문화적 권리의 점진적인 실현 정도를 측정하는 적절한 지표에 관한 세미나(Seminar on Appropriate Indicators to Measure Achievements in the Progressive Realization of Economic, Social and Cultural Rights)'에서는 앞에서 언급한 지표를 이용하는 데 있어서 앞으로 다음과 같은 작업이 필요하다고 권고하였다.

- (사회권) 규약에 수록된 특정 권리의 성격, 범위와 내용을 분명히 한다
- 최소 성취 기준과 권리의 핵심적 내용을 포함하여, 즉시 적용할 개인적 권리의 측면을 더 정확히 정의한다.
- '경제적, 사회적 및 문화적 권리에 관한 국제규약의 시행에 관한 림버그 원칙(Limburg Principles on the implementation of the International Covenant on Economic, Social and Cultural Rights)', '경제적, 사회적 및 문화적 권리에 대한 일반적 의견 (General Comments on Economic, Social and Cultural Rights)'과 다른 국제인권법 토론회를 통해 발전된 원칙에 따라, 권리를 점진적으로 실현하기 위한 조치를 취해야 하는 법적 의무를 지키기 위해, 당사국이 취해야 할 최소한의 조치를 밝힌다(51).

위의 권고사항을 고려하면, 먼저 여성건강의 보호·증진과 관련된 권리와 의무의 핵심적인 내용을 밝히고 분명히 할 필요가 있을 것이다. 그러면 국가가 준수해야 할 의무를 측정하는 데 도움이 될 양적·질적 지표가 결정될 것이다.

세계보건기구는 '2000년까지 인류 모두의 건강을 모니터하고 평가하기 위한 세계적 지표(Global Indicators for Monitoring and Evaluating Health for All by the Year 2000)'에서 건강에 영향을 미치는 국제 인권의 이행 여부를 결정할 수 있는 지침을 마련하였다(52). 핵심적인 지표는 영아사망률과 같은 건강 수준을 나타내는 지표이다. 그 외의 지표는 보건의료서비스 포괄범위와 관련된 지표들로 일차보건의료의 범위를 보여주는 지표가 있을 수 있다. 이런 지표들을 시기별로 살펴보면 어떤 국가가 '보건의료서비스를 받을 권리를 완전히 실현하는 방향으로 점진적으로 발전해 가야 한다'는 법적 의무를 지키고 있는지 알게 될 것이다.

세계 대부분의 나라에서 수집하는 보건과 생정통계 정보와 관련된 기준을 참조하여 만들어진 지표는 중립적인 측정 도구가 될 수 있다. 국가는 이런 지표를 근거로, 여성건강의 보호라는 법적 의무를 지키지 않는다는 비판을 방어할 수 있을 것이고, 비판자들 역시 국가의 활동을 공개되는 이런 지표와 비교하여 검토할 수 있을 것이다. 국가는 이런 지표를 가지고 여성협약과 같은 국제인권조약기구에 보고하는 책임을 수행할 준비를 할 수 있다. 조약에 의거하여 활동하는 심의위원회는 이런 지표를 근거로 위원회에서 요구하는 정보를 알리고 앞으로 준수 여부를 심의할 의무사항을 사전에 통고할 수 있다.

그러나 보건의료서비스 포괄범위와 건강 수준에 관한 통계자료에는 제한점이 있다. 왜냐하면 이런 통계는 일반적으로 국가 평균만을 나타내고 보통 성이나 소득수준에 따라서 분류되어 있지는 않기 때문이다. 예를 들어 이런 통계를 보고 농촌마을에 사는 여성의 보건의료서비스가 부족하다는 사실을 알 수는 없다. 이런 상황에서는 보건의료서비스를 받을 여성의 권리는 특정한 서비스가 없기 때문에 침해받을 수 있고, 지역별로 분류해놓은 자료가 있다면 권리 침해의 발생 여부를 아는 데 도움이 될 것이다. 또 건강 수준에 대한 자료가 있다고 해도, 여성들이 선택가능한 여러 치료법에 대하여 적절한 정보를 제공받고 특정한 치료과정을 결정할 수 있는지는 알 수 없다. 이 경우에 자유권은 침해될 수 있고 특정 질병에 대한 자료가 있다면 이런 침해의 발생 여부를 아는 데 도움이 될 것이다. 어떤 경우에도 지표만으로는 침해의 원인이나, 법적 책임의 국가 귀속 여부는 알 수 없다. 침해의 원인이나 원인의 국가 귀속 여부는 보통 국가의 법적 책임을 설정하는 데 필요하다.

여성이 경험하는 상황에 따라 그리고 문제가 된 권리에 따라, 필요한 지표의 종류는 다를 것이다. 지표를 선정하고 발전시키려는 노력은 주기적인 사업과 서비스 평가 및 연구의 한 부분으로 간주되어야 하며, 보건의료서비스 정보체계에 대한 추가 부담이라고 생각되어서는 안 된다. '아동을 위한 세계정상회담(World Summit for Children)'의 '건강목표를 달성하기 위한 모니터의 발전방향에 대한 권고(Recommendation for monitoring progress towards the health goals)'에서, 세계보건기구와 국제연합아동기금이 지표를 성과 생활환경에 따라 재분류하도록 촉구한 것에 유의해야 할 것이다.

여성들은 여성건강의 보호·증진과 관련된 권리의 핵심적인 내용과 여성 자신의 건강에 관한 여성들의 요구를 알려야 한다. 법률분석 분야에서는 여성에게 필요한 것을 측정하는 방법이 개발되어야 한다 (53). 이것은 매우 중요하다. 왜냐하면 법은 대부분 남성들이 만들고, 법을 만들 때 그 법이 여성에게 미칠 영향을 고려하지는 않는다는 사실이 이제는 알려지고 있기 때문이다. 여성에게 필요한 것을 표시할 때는 법의 결과뿐만 아니라 보건의료제공체계, 의학연구와 보건의료 자원의 배분과 같은 결과도 고려해야 한다.

여성의 필요에 민감하게 반응하는 경험적인 증거와 법적인 방법을 보면, 법이 여성의 건강을 무시하고 있다는 것을 알게 될 것이고, 그 동안 지속해왔던 법의 중립성이라는 믿음은 실제로는 가장 근본적인 방식에서 여성에게 불리하다는 것이 드러날 것이다.

국제연합과 국제연합 특별기구의 연구(32)를 비롯하여 여러 경험적인 조사와 역학 연구 결과에 따르면, 여성의 건강에 무관심하면 피할 수 있는 원인으로 인한 모성사망률과 영아사망률 및 이환율이 높아지며, 교육적, 경제적 및 사회적 기회에서 여성이 배제된다는 것을 알 수 있다.

우리의 과제는 여성의 삶의 상황을 법적·윤리적·기타 방법으로 분석할 때, 그 안에 여성의 시각이 들어가도록 하는 것이다. 그렇게 되면 여성의 상황이 드러날 것이고 여성의 불공평을 보다 더 잘 이해하고 개선할 수 있게 될 것이다. 법과 마찬가지로 의료정보와 보건의료 체계의 조직에도 여성의 시각이 포함되도록 하는 접근법을 적용할 수 있다. 개인, 지역사회와 국가 수준에서 여성건강을 완전히 이해한 사람들은 이러한 접근법을 사용할 수 있다. 여성의 환경과 건강 상황을 적절하게 조화시킨 지표를 통해서 우리는 먼저 여성이 겪고 있는 불평등을 보여줄 수 있을 것이고, 다음에는 개혁이 어느 정도나 이루어졌는지를 측정하는 도구로 이 지표를 사용할 수 있을 것이다.

권리의 범위와 내용

인권의 범위와 내용은 문제가 되는 각 권리에 따라, 그리고 특정 권리가 담겨 있는 인권조약의 대상과 목표에 따라 다르다. 예를 들어 차별을 받지 않을 권리의 범위는 성에 따른 차별이 없는 것이고, 이렇게 되려면 여성은 남성과 똑같이 취급받고 공공재에 남성과 동등하게 접근할 수 있어야 한다. 차별받지 않을 권리와 대조적으로 안전의 권리는 다음과 같은 개인의 안전을 보호할 것이다. 개인적 안전의 보호는 다른 사람이 똑같은 안전을 누리는가 누리지 못하는가가 아니라 특별한 상황에서 여성의 안전이 거부되는가 거부되지 않는가에 달려있다.

차별받지 않을 권리와 개인적 권리 외에도, 예를 들어 집회의 권리와 같이 개인이 시민적 및 공공 문제에 참여할 수 있게 하는 인권과 보건의료와 같은 생활의 기본 필요를 제공받을 권리가 있다. 이 권리들의 범위와 내용은 시대상황에 따라 발전한다. 여성의 건강 수준을 높이는 데 이런 권리들이 적용될 수 있다면, 이 권리들의 범위와 내용은 여성건강의 보호·증진과 관련된 범위와 내용에 따라 구성되어야 한다. 그렇지 않으면 이 권리들은 사람들의 기대와는 달리 관념적이고 불합리한 것이 될 것이다.

국가 의무의 특성

여성의 건강에 관한 인권을 보호하는 국가 의무의 특성은 문제가 된 각 권리의 범위와 내용에 따라 다르며, 국가가 받아들인 특정 인권 조약상의 '일반적 약속'에 따라 다르다. 예를 들어 시민권규약에 의해 보호되는 권리에 관한 국가의 일반 의무는 즉각적이다. 조약의 '일반적 약속' 조항(4)은 다음과 같다.

> 이 규약의 각 당사국은… 이 규약에서 인정되는 권리들을 존중하고 확보할 것을 약속한다.

국가의 의무는 '존중'하고 '확보'하는 것이다. 국가가 권리행사에 간섭하지 않으면 존중의 의무는 준수할 수 있지만, 확보의 의무는 그 폭이 상당히 넓다(54).

조약상의 권리는 국가가 권리를 행사하는 개인의 활동을 방해해서는 안 된다는 점에서 단지 소극적인 권리일 뿐 아니라, 국가는 개인이 그 권리를 행사할 수 있도록 하는 조치를 취해야 한다는 점에서 적극적인 권리이기도 하다. 예를 들어 권리를 확보할 의무를 지키려면, 국가는 여성에게 국유 사업의 직업적 건강 유해요인에 대한 적절한 정보를 제공하지 않은 국가보건관리를 처벌하는 적극적인 조치를 취해야 한다.

사회권규약(5)상의 일반 의무는 그 성격상 즉시 시행해야 할 것과 점진적으로 시행해야 할 것으로 나눌 수 있다.

이 규약의 각 당사국은 특히 입법조치의 채택을 포함한 모든 적절한 수단에 의하여 이 규약에서 인정된 권리의 완전한 실현을 점진적으로 달성하기 위하여, 개별적으로 또한 특히 경제적, 기술적인 국제지원과 국제 협력을 통하여 자국의 가용 자원이 허용하는 최대한도까지 조치를 취할 것을 약속한다.

당사국은 '인정된 권리의 완전한 실현을 점진적으로 달성하기 위하여… 조치를 취할 것'을 약속하였으므로 합리적인 시간 안에 행동할 의무가 있다. 당사국들은 비준 즉시 또는 비준한 지 얼마 후에 완전한 실현을 향한 조치를 취해야 한다(55). 예를 들어 건강권의 완전한 실현을 위해 단계적인 조치를 취할 의무를 지키려면, 국가는 모성사망과 같은 여성의 조기사망을 예방하기 위하여, 모성사망의 원인 중에서 가장 중요한 원인을 찾아 그를 해결할 적극적인 조치를 취해야 한다. 모성사망률이 낮은 곳에서는, 국가는 유방암이나 자궁경부암과 같은 여성의 다른 불건강요소를 해결할 조치를 취해야 할 의무가 있다.

국가의 소극적 의무와 적극적 의무 사이의 일반적인 차이는 개인의 소극적이고 적극적인 권리 사이의 차이를 반영하고 있다. 국가의 소극적인 의무는 개인의 권리 행사에 간섭하지 않을 의무이다. 국가가 정부조직을 이용하여 개인의 자유로운 권리 추구에 간섭하거나 이를 방해한다면, 국가는 소극적 의무를 위반하는 것이다. 적극적 의무를 실천하려면 국가는 개인들에게 개인적인 목표를 성취할 수단을 제공하여야 한다. 국가가 특정 권리를 행사하는 데 필요한 자원을 제공하기 위해 성의 있는 노력을 하지 않는다면 국가는 적극적 의무를 위반하는 것이다.

권리의 법적인 해석을 통해, 특정 권리가 국가에 간섭하지 말 것만을 요구하는지 아니면 적극적으로 서비스를 제공할 것을 요구하는지, 또는 소극적이고 적극적인 측면이 다 있는 더 복잡한 것인지를 알 수 있다. 예를 들어 HIV 감염으로부터 건강을 보호하는 권리는 개인이 예방 수단에 대한 정보에 접근하는 것을 국가가 방해해서는 안 된다는 점에서 소극적인 권리이지만 또 국가가 감염의 위험성과 예방에 대한 공공교육을 해야 한다는 점에서 적극적인 측면도 있다.

국가가 인권에 관한 소극적 의무와 적극적 의무를 준수했는지는, 법적으로 권리의 성격을 어떻게 해석하는가와 시행의 증거에 따라 달라질 것이다. 한 권리를 법적으로 해석할 때는 조약의 용어와, 그 권리의 발효에 필요한 법적으로 중요한 시행과 관계가 있다. 국가가 인권을 지키는지 위반하는지는 사건과 통계수치를 참고하면 알 수 있을 것이다. 사건의 발생은 한 개인이 입증할 수 있다. 보건의료서비스에 대한 접근 방해는 소극적인 권리에 대한 불법적인 방해이고 서비스 의무의 부정은 적극적 권리를 위반한 것이라고 주장될 수 있다. 국가가 적극적 권리를 이행할 의무를 준수하는지 위반하는지는 사건에 의해서뿐 아니라 표준을 검토해보아도 알 수 있다.

한 국가는 각 개인이 요구하는 특수한 서비스를 제공하지 않더라도, 일반적인 보건의료서비스를 공급한다면 적극적 의무를 충족시킬 수 있다. 한 국가에서 제공하는 보건의료서비스가 국제적 표준을 충족시킨다면 그 국가는 조약상의 의무를 이행하고 있다고 볼 수 있다. 반대로 국가에 책임이 있는 간섭이 일어났다면, 국가는 인권 행사에 간섭하지 않을 의무를 위반했다는 것을 알 수 있다.

국제적인 표준을 충족시킴으로써 권리를 시행할 적극적 의무와 개인적인 권리추구에 간섭하지 않을 소극적 의무의 양 측면에서, 국가는 국제인권법의 일반 원칙에 따라 그들이 약속한 인권을 확대시킬 의무가 있다. 국가는 인권의 시행을 향한 점진적인 발전이라는 역동적인 법의 원칙을 만족시키는 방식으로, 적극적 의무와 소극적 의무의 준수 표준을 따라야 한다. 시간이 지나면 수행 표준이 생겨날 것으로 기대할 수 있다. 개인의 소극적 권리 향유에 대한 국가의 불간섭은 만약 필요하다면 간섭을 금지하는 법을 새로 만들거나 아니면 기존의 법이 이러한 권리에 종속되거나 이 권리와 양립할 수 있다고 해석함으로써 보편화될 수 있을 것이다.

제4장 여성의 건강을 증진시키기 위한 국제 인권

제4장에서는 여성의 건강을 증진시키기 위해 국제인권법을 분석한다. 먼저 모든 형태의 차별을 받지 않을 권리에서 시작하여 생명과 자유 그리고 안전에 대한 권리, 가정생활과 사생활을 영위할 권리, 정보와 교육에 관한 권리, 건강권과 보건의료서비스를 받을 권리, 과학적 진보의 이익을 향유할 권리, 여성의 역량강화에 관한 권리를 분석한다(부록 2를 보시오). 그리고 이러한 권리 각각이 여성건강 문제에 어떻게 적용되어 왔고 적용될 수 있는가를 사례를 통해 살펴본다. 이러한 권리는 각 나라마다 다르게 적용될 것이다. 왜냐하면 각 나라마다 보건의료서비스의 형태나 건강문제의 이해 정도가 다르며 여성의 불건강을 비용-효과적으로 예방, 치료하는 방법에 대한 생각도 서로 다를 것이기 때문이다.

국제인권법의 적용 내용을, 서로 다르고 법적으로 구별할 수 있는 권리의 범위별로 살펴본다. 여성의 건강과 관련된 권리들은 보통 법적으로 구분된 권리의 경계를 넘나든다. 여성건강의 옹호자들은 몇 가지 권리가 함께 침해되어왔다고 주장한다. 건강 옹호자들은 국제협약의 어떤 조항에서 어떤 특정한 권리를 언급하고 있는지를 밝히고,

재판부는 그들의 판단에 따라 건강 옹호자들이 밝힌 권리들을 서로 구별할 것이다. 그러나 여성건강문제에 접근할 때에는 특정한 불만사항에 내포되어 있는 여러 권리를 모두 언급하여야 한다.

모든 형태의 차별을 받지 않을 권리

여성협약(제1장을 보시오)은 여성의 열등한 지위와 억압은 남녀간 불평등의 문제일 뿐 아니라 여성에 대한 물리적, 사회적인 성차별의 기능이라고 특징지었다. 여성협약은 단순히 여성의 권리를 보호하여 여성도 남성이 향유하는 수준과 똑같은 권리를 향유하도록 하려는 것이 아니라, 여성의 개인적이고 집단적인 잠재력이 효과적으로 실현될 수 있도록 여성을 해방시키는 데 효과적이 되고자 했다. 국제연합헌장, 세계인권선언과 이를 구체화한 시민권규약과 사회권규약, 그리고 3개의 지역적 인권조약은 성차별 철폐를 목표로 하는 반면, 여성협약은 성차별 철폐를 뛰어넘어 보건의료를 포함한 생활의 모든 영역에서 여성들이 처해 있는 불리함을 개선하려고 한다.

여성협약은 이전의 인권조약과 달리, 성차별 철폐라는 좁은 표준이 아니라 여성에 대한 모든 형태의 차별 금지를 법적 표준의 틀로 삼고 있다. 즉 여성협약은 법적 표준을 보통 남성이 어떻게 취급받는가를 기준으로 삼아 남녀의 동등한 취급을 요구하는 성 중립적인 것에서 발전시켜, 여성에 대한 차별의 본질과 그들의 독특한 사회적 성의 특징이 법률적 대응의 가치가 있다는 사실을 인식하였다. 따라서 여성협약은 질병이나 특정 조건에서 여성만이 겪는 독특한 불리함을 개선할 수 있다.

여성협약 제1조에서는 여성에 대한 차별을 다음과 같이 정의하였다.

'여성에 대한 차별'이라 함은 정치적·경제적·사회적·문화적·시민적 분야 또는 기타 분야에 있어서 결혼 여부와 관계없이 여성이 남녀평등의 기초 위에서 인권과 기본적 자유를 인식, 향유 또는 행사하는 것을 저해하거나 무효화하는 효과 또는 목적을 가지는 성에 근거한 모든 구별(distinction), 제외(exclusion) 또는 제한함(restriction)을 의미한다.

어떤 법이 여성의 인권을 손상시킬 목적 내지 효과를 주는 차이를 만들어낸다면, 그 법은 여성협약의 정의를 위반하는 차별을 구성하며, 따라서 당사국은 이 법을 개정해야 한다. 여성에 대한 차별은 여성협약의 목적과 목표에 저촉된다.

여성협약의 제목 안에 '모든 형태'라는 말이 들어가 있는 것은 '모든 형태 및 표현에 있어서의 차별'을 철폐하기 위하여 협약 전문 15절에 표현된 결의를 강조하기 위한 것이다. 전문 제8절에서는 "궁핍한 상황 하에서는 식량, 건강, 교육, 훈련 및 취업 기회와 기타의 필요에 여성이 가장 충족받기 어려운 상황에 놓여 있다"는 데 우려를 표시했다. 그 결과 여성협약은 여성에게 결혼하고 가족을 가질 권리와 같은 소위 '제1세대'의 시민적 및 정치적 권리뿐 아니라 보건의료를 받을 권리와 같은 '제2세대'의 경제적, 사회적 및 문화적 권리도 남성과 동등하게 향유할 자격을 부여했다.

여성협약은 사적 차별을 포함한 모든 형태의 차별을 포괄적으로 금지한다. 이 협약에서는 여성이 특수하고 명백한 불평등의 대상이 될 뿐 아니라, 널리 퍼져 있는 미묘한 형태의 성차별의 대상이 되고 있다는 점도 인식하고 있다. 이러한 형태의 차별은 여성들이 살고 있는 사회의 정치적·문화적·종교적 조직에 내재되어 있다. 여성협약은 여성이 겪고 있는 '모든 형태'의 차별을 바로잡기 위해서, 국가가 보건의료체계를 포함한 모든 체계 안에 내재한 여성 불평등의 사회적 원인에 맞서 싸울 것을 요구한다.

여성협약 제12조는 보건의료서비스를 제공하는 데 있어서 여성에게 어떤 형태의 차별도 하지 말 것을 요구한다. 그 내용은 다음과 같다.

① 당사국은 남녀평등의 기초 위에 가족계획에 관련된 것을 포함한 보건사업의 혜택을 확보하기 위하여 보건 분야에서의 여성에 대한 차별을 철폐하기 위한 모든 적절한 조치를 취하여야 한다.

② 본조 제1항의 규정에도 불구하고 당사국은 여성에 대해 임신 및 수유기 동안의 적절한 영양섭취를 확보하고 임신, 해산 및 산후조리기간과 관련하여 적절한 서비스 제공을 확보하여야 하며 필요한 경우에는 무상으로 이를 제공하여야 한다.

여성 건강에 영향을 미치는 법이 여성을 차별하지 않는지 확인하기 위해 정밀하게 검토되어야 한다. 예를 들어 성 역할(sex role stereotype)을 당연한 것으로 받아들이고 소극성을 지속시킴으로써 여성이 능력에 따라 대접받지 못하도록 하지는 않는지 검토해야 한다. 여성은 임신을 할 수 있기 때문에 생물학적인 면에서 남성과 다르다. 따라서 교육, 공공분야 및 고용에서의 배제와 같은 임신과 관련된 불리함들은, 여성들이 이러한 불리함으로 인해 고통받을 것이기 때문에 여성에 대하여 불법적으로 차별적인 것으로 볼 수 있다. 보건의료서비

스에 대한 여성의 접근을 부정하거나 제약하는 법이나 또는 다른 사
람의 승인을 받은 후에만 접근할 수 있도록 하는 법은 여성의 권리를
침해하는 것이다. 또 이런 법은 여성들이 자신의 삶과 건강을 보호할
능력과 그들과 가족의 건강을 가장 잘 보호할 수 있는 수와 형태를
가진 가정을 구성할 수 있는 능력을 침해한다. 이런 식으로 보건의료
서비스를 제한하는 법은 남성과 대립하고 있는 여성에게 불리한 영향
을 미칠 수 있고 따라서 여성에 대한 차별을 구성할 수 있다.

　여성협약을 비준한 몇몇 나라들에서는 협약 내용을 국내법에 적용
시키는 작업을 하고 있다. 예를 들어 콜롬비아의 공중보건부는 여성
협약을 지키기 위해 최근에, 국가 보건정책에 '여성의 사회적 차별은
여성의 건강 수준 저하에 기여하는 요소'로 간주하는 여성적 시각
(gender perspective)을 도입하였다(56). 콜롬비아에서는 국내법을 여
성협약과 일치시키기 위하여(57, 58) 보건의료 제공에 관한 조항인 제
12조를 1991년의 새 헌법 안에 포함시켰다(59).

　브라질에서는 1992년에 상파울로주와 다른 여러 도시의 당국자들
이 모여 여성협약의 원칙에 기초한 조약을 체결하였다. '여성에 대한
모든 형태의 차별 철폐에 관한 폴리스타 협약(Paulista Convention
on the Elimination of All Forms of Discrimination against
Women)'이라는 이름의 이 협약에서는 '여성 건강의 포괄적 관리 프
로그램(Program for Comprehensive Care of Women's Health)'을
실시할 것을 요구하였다. 이 프로그램은 여성 보건서비스의 범위를
정할 필요성이 있다는 것을 강조하는데, 그 범위 안에는 생식보건
(reproductive health), 암예방, 폐경 및 노년, 폭력에 의한 피해 그리
고 예를 들어 빈혈 발생률이 높은 조건에 사는 여성들을 위한 서비스

등이 포함되어 있다. 이 프로그램은 또한 정상 분만을 권장하고, 무차별적인 제왕절개 분만의 이용을 제한하는 조치를 취할 것을 요구한다.

여성에 대한 고정관념(female stereotypes)의 제거

아마도 여성의 건강을 개선하려고 할 때 부딪치는 가장 큰 문제는 여성협약의 5조 (a)항을 시행할 필요성일 것이다. 그에 의하면 당사국은 다음을 위하여 모든 적절한 조치를 강구할 책임이 있다.

> 일방의 성이 열등하거나 우수하다는 관념 또는 남성과 여성의 역할에 관한 고정관념에 근거한 편견, 관습 및 기타 모든 관행을 없앨 목적으로, 남성과 여성의 사회적·문화적 행동양식을 수정할 것

예를 들어 여성 할례는 공동체의 성별 규범에 순응하기 위하여 여성들이 치료 목적이 아닌 수술을 받는 것이 정당하다는 인식을 전형적으로 보여주는 것이다. 간음의 경우 양 당사자가 모두 부정을 주도하였고 또 동일하게 처벌받는다 해도, 순결의 상실은 남성보다는 여성에게 더 큰 낙인이 되고 결혼의 제약 조건이 된다. 그리고 남성은 건강상의 위험을 무릅쓰고 자신의 혼전 순결을 보전하려고 할 필요가 없다.

여성협약 제5조 (a)항은 이러한 관습을 검토할 필요가 있다는 점을 지적하고 있다. 그러므로 이 조항을 근거로 이러한 관행을 용인하거나 실행하는 사람들에게는 이런 관행이 여성의 건강에 얼마나 해로운 결과를 가져오는지 교육하고, 가능한 곳에서는 이를 법적으로 금지하

도록 국가에 요구할 수 있다. 식량이 부족한 곳에서는—농사를 잘 짓지 못해서건, 날씨가 좋지 않아서건 아니면 가정의 사회·경제적인 환경이 나빠서건 관계없이— 보통 여성보다는 남성이 먼저 음식을 먹는다. 따라서 맨 먼저 남편이 음식을 먹고 그 다음 순서는 아들이며, 마지막으로 어머니와 딸에게 돌아간다. 여성이 남성과 아들의 생존을 자신의 생존보다 훨씬 중요하게 여기는 문화권에서는 이러한 관행은 더 강화될 것이다. 이와 비슷하게 어떤 문화권에서는 딸의 수유기간이 아들의 수유기간보다 몇 달 짧다. 소녀들의 영양실조와 빈혈의 발생은 이환율 및 사망률과 직접적으로 관련이 있다.

배우자 승인 관행의 철폐

법은 보통 여성 건강에 불리한 방식으로 형성된다. 이것은 아마도 법을 만드는 동기가 여성의 건강 증진보다는 여성의 부드러움에 대한 가부장적인 보호와 같은 다른 사회적 가치를 보전하려는 것이기 때문일 것이다. 예를 들어 부인에게는 배우자의 승인이 있어야 건강 검진을 받을 수 있는 배우자 거부관행(spousal veto practices)을 요구하지만 남편에게는 요구하지 않는다. 이 관행은 여성의 건강에 득이 되지 않고, 여성이 갖고 있는 모든 형태의 차별을 받지 않을 권리를 침해하는 것임에도 불구하고 계속 남아 있다(65). 이것은 여성협약을 위반하는 것이며 따라서 국가가 협약의 조항을 적용하여 폐지시켜야 한다.

보건 관련 부서나 부처에서 이를 교정하는 규칙을 만들도록 권장할 수 있다. 이 규칙에는 배우자 승인은 법의 요구사항도 아니고, 성에 따른 차별을 받지 않을 권리에 위배되며, 보건의료 제공자의 의료윤리를 위반하는 것이라고 명시해야 한다. 보건의료 제공자는 여성의 건강을 보호하고 보건의료서비스를 받는 여성의 비밀과 자율권을 존중할 의무를 가지고 있다. 스와질랜드 보건부는 환자 배우자나 친척의 승인을 얻는 관행은 '보건의료인력의 전문주의에 역행하는 것'이라고 규정하고 이를 규제하고 있다(65).

생존, 자유와 안전에 관한 권리

생존권

피할 수 있는 죽음(avoidable death)으로 침해받는 가장 분명한 인권은 생존권(right to survival)이라고도 부르는 여성의 생명권(right to life)이다. 즉 여성들은 단순히 임신이나 출산으로 인해서 죽을 뿐아니라 건강에 좋지 않은 여러 가지 상황이 누적되어, 피할 수 있는 죽음을 맞이한다. 시민권규약의 제6조 1항에는 이렇게 씌어 있다. "모든 인간은 고유한 생명권을 가진다. 이 권리는 법률에 의하여 보호된다. 어느 누구도 자의적으로 자신의 생명을 박탈당하지 아니한다."2)

전통적으로 생명권은 법적인 틀과 관련해서만 논의되어 왔다(66). 즉 당사국은 사형을 집행하기 전에 충분한 법 절차를 확보할 의무가 있다는 점에만 집중했다. 이것은 본질적으로 남성 중심적인 생각이다.

---

2) 이 조항은 세계인권선언 제3조를 반영하며, 이어서 예를 들어 유럽협약 제2조, 미주협약 제4조, 아프리카헌장 제4조에도 있다.

왜냐하면 피할 수 있는 죽음이라고 할 때 남성들은 임신이나 출산에 의한 죽음보다는 사형을 더 쉽게 떠올릴 수 있기 때문이다. 여성주의 시각에서 보면 생명권에 대한 이러한 해석은 여성의 역사적인 실재를 무시하는 것이다. 임신과 관련된 원인으로 해마다 거의 50만 명의 여성이 전 세계 곳곳에서 죽어가고 있는 것으로 추정된다.

시민권규약에 따라 설립된 인권이사회는 다음과 같이 지적하고 있다(67).

> 생명권은 보통 너무 좁게 해석되고 있다. '본질적인 생명의 권리'라는 표현은 제한된 방법으로는 적절하게 이해될 수 없다. 그리고 이러한 권리를 보호하기 위해서 국가는 적극적인 조치를 취해야 한다.

인권이사회는 시민권규약의 당사국이 영아사망률을 줄이고 평균 수명을 늘이기 위해 가능한 모든 조치를 취하는 것이 바람직하다고 생각하고 있다. 이 외에도 출산 터울법을 장려하여 모성사망을 줄이려는 목표도 세울 수 있다.

여성 개인의 차원에서 볼 때, 여성은 생존권이 있으므로 적절한 보건의료서비스에 접근할 권리가 있고(68, 69), 이것을 막는 법은 국제 인권 조항을 침해하는 것(70)이라는 주장이 제기될 수 있다. 그러나 여성이 자신의 신체적 조건 때문이 아니라, 모성사망률이나 이환율이 높은 고위험군에 속해 있기 때문에 생존이 위협받는 곳에도 이러한 주장이 확대 적용되어야 한다. 고위험군 여성의 집단적인 생존권에 대해서는 국가가 이들 집단에게 적절한 보건의료서비스를 제공하거나, 또는 적어도 위험을 알리고 위험을 최소화시킬 수 있는 방법을 알리

는 교육과 상담서비스를 제공할 적극적인 의무를 가지고 있는가 하는
문제가 제기된다. 집단적 권리를 강조하고 있는 아프리카헌장3)은 아
프리카 정부에게 의도하지 않은 임신으로 인해 사망할 위험이 높은
집단의 권리를 보호할 의무를 부과하고 있다.

자유권과 자유로운 고지동의의 권리

  보건의료서비스를 제공할 때 여성의 자유와 자율이 악용되는 경우
가 있다. 그 이유는 부분적으로는 고지동의(informed consent)라는
법적 개념이 이행되지 않거나 잘못 적용되었기 때문이다. 보건의료서
비스의 제공 방식에 따라 건강이 증진될 수도 있고 증진되지 않을 수
도 있다. 시민권규약 9조 1항에는 개인의 존엄성을 가장 강력히 방어
하는 내용이 있는데 그것은 다음과 같다.

     모든 사람은 신체의 자유와 안전에 대한 권리를 가진다. …어느 누구
  도 법률로 정한 이유 및 절차에 따르지 아니하고는 그 자유를 박탈당하지
  아니한다.

  동의 원칙을 적용함으로써 여성이 적절한 정보를 가지고 의료인이
제안한 치료 과정이나 또는 다른 치료 과정을 결정할 수 있도록 할
필요가 있다. 그런데 동의 원칙을 적용하는 데 있어서는 개선해야 할
점이 많다. 법적인 고지동의 개념은 쉽게 말해, 개인이 정보를 가지고
자신의 미래를 선택하는 권리이다. 비록 법원이 의학적 동의에 관한

---

  3) 예를 들어 아프리카헌장의 전문과 제4, 16, 18, 22, 29조를 보시오.

세부적인 원칙은 받아들이지 않는다 해도, 의학적 선택이 개인적인 자유에 관한 문제라는 것은 인정한다. 이 개념은 인간에 대한 존중이라는 보다 폭넓은 윤리적인 원칙을 결합한 것이다. 윤리적인 원칙은 권한 있는 개인의 자율을 존중할 것을 요구하며, 스스로 결정할 수 없는 취약한 사람들, 예를 들어 나이가 어리거나 혹은 정신장애자와 같은 사람들을 보호할 것을 요구한다(71).

제안된 치료에 대한 고지동의의 개념에는 다음과 같은 두 가지 필요조건이 있다.

- 환자는 보건의료서비스를 선택하기 위해 적절한 정보를 제공받아야 한다.
- 환자는 의료인이 제안한 치료방법에 자유롭게 동의하거나 거부할 수 있어야 한다.

'고지동의'의 개념은 보통 선택의 양 측면, 즉 고지동의 또는 고지이의(informed dissent)와 선택을 강요받지 않을 권리를 포괄하는 것으로 사용된다. 보건의료서비스, 스스로 돌보기, 예방적인 보건의료에서 고지동의의 권리는 교육과 문자해득의 권리와 정보와 사상과 결사의 자유권과 관련이 있다. 보건의료서비스를 받는 사람의 인권은 이를 제공할 자격이 있는 사람의 의무와 함께 이해되어야 한다.

단순한 동의는 단지 제안한 것에 따르는 것이다. 이러한 동의는 때때로 어린이들이 부모의 허락을 받고 행동하는 것에 동의하는 경우에서처럼 '수락(assent)'으로 분류된다. 진실로 정보를 알고 선택하기 위해서 보건의료서비스의 이용 여부를 결정할 여성은 다음을 충분히 이해하고 있어야 한다.

- 제안된 치료 방법
- 치료 거부에 포함된 의미
- 그와 같은 상황에서 선택할 수 있는 다른 치료법

따라서 이런 정보는 제안된 치료 방법의 수용 여부를 선택할 개인의 자유에 기여하는 역할을 한다. 즉 비록 어떤 특정한 행위가 당사자에게 가장 이득이 되는 것이 분명하다고 할지라도 정보를 제공하는 보건의료 전문인은 특정한 치료 형태를 결정하도록 설득하거나 제약해서는 안 된다. 다른 말로 하면 고지선택의 권리는 보건의료 전문인이 볼 때 바람직하지 않은 선택을 할 권리가 있다는 것이다. 가부장적의료는 만약 여성이 의사의 권고를 따르지 않고 다른 선택을 하였다면 그 선택은 부적절하므로 의사가 대신 여성의 의학적 치료를 결정할 수 있다고 결론을 내리는 경향이 있다.

선택을 하려면 보통 다음과 같은 정보가 필요하다. 제안된 치료 방법과 그 밖의 대안에 대하여 적절하게 설명하고(어떤 치료도 받지 않거나 연기하는 것을 포함), 알려져 있는 각 치료법의 결과(예를 들어 각각의 성공률), 어떤 방법을 선택했을 때 그에 따른 위험(성공할 경우와 실패할 경우), 그리고 각 치료 방법이 개인의 생활양식에 미칠 수 있는 영향 등을 설명해주는 것이다. 그러나 여성의 건강과 질병은 남성과 다른 모습을 보이는데, 이에 대한 연구와 이해가 제대로 되어 있지 않기 때문에 문제가 생길 수 있다. 즉 보건의료 전문인이 제공하는 정보의 기반이 되는 지식이 반드시 여성의 건강이나 필요에 맞는 것이 아닐 수 있고, 제안된 치료방법이 실제로는 여성 건강을 악화시킬 수도 있다는 것이다. 관련 정보를 제공받을 권리가 있는 여성의 인권을 충족시키기 위하여 여성만의 독특한 건강 자료를 수집하는 연구가 필요하다.

다음과 같은 경우에는 여성에게만 고유한 개인적 자유와 자율이 침해되는 일이 생긴다. 즉 사용하려고 하는 가족계획 방법의 실패율에 대해 여성에게 적절한 정보를 제공하지 않았을 때와 가족계획 방법을 사용한 결과 의도하지 않은 임신이나 불임이 되었을 때이다. 보건의료 전문인은 윤리적, 법적으로 개인에게 피임 실패율에 대한 정확한 정보를 제공할 책임이 있다. 그래야만 환자가 정확히 아는 상태에서 피임방법을 선택할 수 있기 때문이다.

의학적 치료를 받아들이느냐 받아들이지 않느냐 하는 것은 그 자체로는 의학적 결정이 아니다. 그것은 각 개인에게 고유한 개인적 결정이다. 개인은 반드시 개인적·가정적·사회적·철학적·관련 인식의 영향에 따라 갖고 있는 생활의 목표와 자신의 인간성, 선호도, 편안하고 불편한 것에 따라 결정을 내려야 한다. 이 과정에서 보건의료 전문인은 치료 방법을 결정할 개인의 선택에 도움을 주고, 개인이 잘못된 지식이나 편견을 가지고 선택하지 않도록 의료정보와 다른 건강 관련 정보를 제공하는 역할을 할 수 있다.

더 나아가 여성은 과도한 권유나 압력을 받지 않은 상태에서 치료방법을 선택할 수 있어야 한다. 보건의료 전문인은 정보를 제공하면서 눈에 띄는 압력이나 희망을 나타내서는 안 된다. 보건의료서비스를 찾는 여성은 보통 치료 제공자보다 자신이 열등하다는 느낌을 갖는다. 여성들은 치료 방침에 잘 따르지 않는다거나 배은망덕하게 보이고 싶어하지 않기 때문에, 때때로 그들에게 제안된 것은 무엇이든지 동의해야 할 것만 같은 느낌을 갖는다. 특히 그들보다 더 나은 의학 지식을 갖고 있는 사람이 그들 자신의 이익을 위해서 제안했다고 말할 때는 더욱 그렇다.

여성들이 자유롭게 선택하기 위해서는 반드시 자신들이 원하는 대로 행동할 수 있어야 한다. 여성들은 현재 다른 사람이 그들 자신이나 가족을 도와주거나 앞으로 도와줄 것이라는 이유로 다른 사람의 희망에 따라야 한다는 제약을 받아서는 안 되고, 그들이 받을 도움을 보상하기 위해서 자기희생적인 행동을 취해야 할 것 같은 느낌을 받아서는 안 된다.

브라질에서는 법적으로 '치료적인' 이유에 한해서 불임수술을 받을 수 있다(72). 치료적인 이유라는 것은 환자가 외과 수술을 받는 것을 의미한다. 그 결과 여성들은 '치료적'이라는 요구조건을 충족시키기 위해서, 내키지 않지만 출산시 제왕절개수술을 선택하고, 이때 불임수술도 함께 받는다(73). 이것은 윤리적으로 볼 때 여성들이 제왕절개수술을 선택하는 이유로 받아들일 수 있는 조건이 아니다. 이것은 여성들이 알고 선택한 것이기는 하지만 자유롭게 선택한 것은 아니다.

선택에 제약이 있다면 인권에 관심을 갖게 된다. 이는 반드시 어떤 한 환자의 경우만이 아니라, 여성들의 일반적인 자녀출산 방법 선택권이 제한받을 때도 역시 인권에 관심을 갖게 된다. 이것은 자연분만과 제왕절개분만의 백분율 지표로 알 수 있다.

환자 개인에게 부적절한 상담을 하거나 치료를 제공한 보건의료 전문인과 그들이 책임지고 있는 환자가 요구한 처리를 그릇되게 유보한 보건의료 전문인은 다음과 같은 세 가지 법률적인 책임을 지게 된다

(74).

- 그들에게 면허를 발급해준 기관이나 전문직의 비윤리적 행동을 징계할 권한이 있는 전문가협회로부터 비윤리적 행위를 문책받게 될 것이다.
- 법적인 승인 없이, 승인 이상으로 또는 승인받은 것과 다른 방식으로 치료하였다면, 그들은 폭행 또는 승인받지 않은 치료를 보상하도록 고소당할 수도 있고, 또 관련 폭행죄로 기소될 수도 있다.
- 환자들이 정확히 알고 선택하는 데 필요한 설명을 해주지 않았다면, 그들은 직무태만으로 고소당할 수 있다. 법적으로 직무태만은 보건의료 전문인의 정보 설명이 법적인 표준에 미치지 못해 그 결과 그들 환자가 다른 선택을 했으면 피할 수 있었을 상해로 고통받는 결과를 낳았을 때 일어난다. 보건의료 전문인은 보통 여성이 해야만 하는 선택과 관련한 정보를 제공하도록 요구받는다.

법적인 보상을 해주는 기전이 있으면 의사가 환자를 존중하고 신중하게 치료하는 의무를 강화시키는 데 도움이 되겠지만, 이는 상징적인 의미가 있을 뿐 실제로 피해를 당한 사람에게 별 도움이 되지는 않는다. 사실상 피해 당사자가 공식적인 법 절차에 따라 제소하기는 힘들고, 또 면허를 발급한 기관이나 보건의료 전문가협회의 보상기전에 호소하기도 어렵다. 만약 이용자가 통제할 수 없는 보건의료서비스의 제공을 국가가 승인하거나 허용하였다면, 국가 자체가 인권법하에서 책임이 있으며 국제 법정이나 기구에 책임을 져야 할 것이다. 이것은 보건의료서비스 제공자가 피해를 보상할 책임이 없거나, 보건의료서비스 피해자나 치료를 거부받은 사람들의 인권 침해에 대한 보상 및 다른 구제조치를 제공할 책임이 없는 경우에 특히 그렇다.

국제 법정에서 국가 책임을 묻기 전에 먼저 거쳐야 할 과정이 있다. 피해 당사자는 먼저 소관 국가의 법정에 호소해야 하고, 여기서 해결되지 않으면 다시 지역의 구제기관을 거쳐야 한다. 이런 선행과정을 거친 후에만 문제를 국제 법정에 올릴 수 있다. 국가는 자국의 법구조를 통해서 잘못을 수정할 기회를 제공해야만 한다. 지역적 구제조치가 없거나 이를 이용할 수 없는 경우에는 국제 법정에서 직접 국가 책임을 묻게 된다.

지역 법정 이전 단계의 보상이나 구제조치에 대한 토론은 대부분 현실성이 없는 것처럼 보인다. 그러나 국내의 구제조치에 호소할 수 없다면, 국제인권법하에서 국가는 보건의료서비스 제공에서 생긴 인권침해에 대하여 보다 직접적인 책임이 있다.

개인적인 보상이 가능한 곳에서는 여성들의 불리한 위치가 복잡해지거나 부각될 수 있다. 일반적으로 재정적인 보상은 만약 잘못이 일어나지 않았을 때 환자가 처해 있을 위치를 근거로 차이가 금전으로 환산될 수 있는 범위에서 이루어진다. 이러한 보상수준을 결정하기 위해서 일반적으로 고소인에게 가능성의 비율, 즉 만약 보건의료서비스가 제대로 제공되었다면 그녀의 건강상태가 당시보다 어느 정도나 나아졌을 것인지를 보여줄 것을 요구한다.

잘못된 행위로 고소당한 측은 아마도 환자의 일반적인 상황이 너무 위태롭고 부적절하였기 때문에 잘못이 일어나지 않았더라도 환자의 처지가 더 나아졌을 것이라는 점을 보여줄 수 없을 것이라고 방어할 것이다. 따라서 만약 고소인이 보건의료서비스로 인해 자신의 기능이나 생명에 어떤 차이가 생겼다는 것을 보여줄 수 없으면 고소인은 보상받을 수 없다. 만약 고소인이 그로 인해 사망하였을 경우에는 입장이 더 나쁘다. 왜냐하면 사망률이 높은 곳에서는 피해자 여성이 살아남았을 것이라는 점을 보여줄 수가 없을 것이기 때문이다.

개인의 안전에 관한 권리

가장 포괄적인 의미에서 볼 때 안전권(right to safety)은 안녕권(right to well-being)과 동일하며, 세계보건기구의 건강에 대한 이해와 일치한다. 건강은 안전에 기여하고 안전은 건강의 가장 중요한 요소이다. 국제인권법에서는 안전을 평가할 때 고지선택(informed choice)의 힘도 고려한다. 불안전은 건강하지 않거나 자원이 없는 것 외에 취약성도 의미한다. 시민권규약 제7조의 첫번째 문장은 안전에 대해 확실하게 표현하고 있다. 즉

어느 누구도 고문 또는 잔인하고 비인도적인 또는 굴욕적인 취급 또는 형벌을 받지 아니한다.

이 조항이 의료개입과 원하는 보건의료서비스를 거부할 경우에 어떻게 적용되는지는 제7조의 마지막 문장을 통하여 알 수 있다. 그 내용은 다음과 같다.

특히 누구든지 자신의 자유로운 동의 없이 의학적 또는 과학적 실험을 받지 아니한다.

실험은 말할 것도 없고, 보건의료제공을 거부하거나 바람직하지 않은 건강 상태에 있도록 강요하는 것은 잔인한 일이다. 그러나 여성이 겪는 보다 일반적인 불안전은 여성에게는 수준 낮은 진료를 하는 것이다. 여성은 열등한 사람으로 취급되고, 보건의료 자원 분배에서 여성의 생명과 건강 보전의 우선 순위가 낮을 때, 여성은 질이 낮은 진료를 제공받게 된다.

인권법과 이의 집행은 고의적인 상해에 대한 안전에 초점을 맞추는 경향이 있었다. 여성에 대한 폭력은 여성의 삶을 위태롭게 하고 생명을 단축시킨다. 그런데 이런 폭력은 대부분 여성의 가정 안에서 그들이 돌보는 사람이나 자신들이 여성을 돌본다고 주장하는 사람의 손에 의해 일어난다.

여성은 어린 시절부터 성폭력 또는 다른 방식의 폭력의 피해자가 될 수 있다. 아동협약 제19조는 국가에게 다음과 같은 것을 요구한다.

모든 형태의 신체적·정신적 폭력, 상해와 학대, 무시와 무관심, 성적 학대를 포함한 혹사와 착취에서 아동을 보호하는 것

소녀들은 특히 위태롭다. 왜냐하면 모순적이기는 하지만 보통 소녀들에게는 육체적 순결과 성적 이용가능성이 가장 중요한 가치이기 때문이다. 여성 할례가 신체적·정신적으로 나쁜 영향을 준다는 사실이 잘 알려져 있음에도 불구하고 혼전 순결을 보전하기 위해 할례를 하는 것은 소녀의 안전을 부정하는 것이다(28, 29, 61, 62). 혼인 여부에 관계없이 임신한 소녀가 유산하지 못하도록 하는 것 역시 건강에 위협이 된다.

가정생활과 사생활을 영위할 권리

결혼하고 가정을 구성할 권리(75)

시민권규약의 제23조와 사회권규약의 제10조는 모두 가정을 '사회의 자연적이고 기초적인 단위'로 인식하고 있다. 시민권규약에는 "혼인적령의 남녀가 혼인을 하고 가정을 구성할 권리가 인정된다"라고 씌어 있다. 사회권규약에서는 다음과 같은 것을 인정하고 있다. "임산부에게는 분만 전후의 적당한 기간동안 특별한 보호가 부여된다. 동 기간중의 근로 임산부에게는 유급휴가 또는 적당한 사회보장의 혜택이 있는 휴가가 부여된다."(5)

시민권규약 제23조에 대한 인권이사회의 일반적 의견(General Comments)(76)은 다음과 같다.

가정을 구성할 권리는 원칙적으로 자식을 낳아서 함께 생활할 가능성을 포함한다. 당사국이 가족계획 정책을 채택할 때 조약 조항과 일치되어야 하고 특히 차별적이거나 강제적이어서는 안 된다.

가정을 구성할 권리를 임신·수태·출산의 권리로만 한정한다면 이 권리는 제대로 준수되는 것이 아니다. '구성'이라는 행동은 생물학에 수동적으로 순응하는 것 이상을 의미한다. 거기에는 여성이 자신과 자녀들의 건강을 위해서 적극적으로 아동의 출산을 계획하고 시간과 터울을 조절할 권리도 포함된다(77). 여성협약의 16조 1항의 (e)에서는 당사국에게 여성이 다음과 같은 것을 향유할 수 있도록 보장할 것을 요구한다.

그들 자녀의 수 및 출산 간격을 자유롭고 책임감 있게 결정할 (동등한) 권리, 그리고 이러한 권리를 행사할 수 있게 하는 정보, 교육 및 제 수단 의 혜택을 받을 권리.

1994년 회의에서 여성차별철폐위원회는 '결혼과 가족관계에서의 평 등에 대한 일반적 권고(General Recommendation on equality in marriage and family relations)'를 채택했다. 여성협약 16조 1항의 (e)와 관련하여 이 위원회는 다음과 같이 말했다.

여성이 아이를 낳고 기르는 책임은 그들의 교육, 고용 그리고 자기계 발과 관련된 다른 활동에 접근할 권리에 영향을 미친다. 또한 이 책임으 로 인해 여성은 불공평하게 많은 노동을 하게 된다. 자녀의 수와 터울은 여성의 생활에 이와 비슷한 영향을 미치고 또한 여성과 그 자녀들의 신체 적·정신적 건강에도 영향을 미친다. 이러한 이유 때문에 여성은 그들 자 녀의 수와 터울을 결정할 권리가 있다.

몇몇 보고서에서는 강제적인 조치, 예를 들어 강요된 임신이나 유산 또는 불임이 여성에게 심각한 결과를 가져온다는 것을 밝혀주고 있다. 아 이를 갖느냐 갖지 않느냐 하는 결정은 배우자와 협의하여 하는 것이 좋겠 지만, 배우자나 부모 또는 정부가 그 결정을 제한해서는 안 된다. 정보를 가진 상태에서 안전하고 믿을 만한 피임법을 결정하기 위해서 여성은 협 약의 10조 (h)항에서 규정된 것처럼 피임법과 그 사용방법을 알아야 하 며 성교육과 가족계획 서비스에의 접근이 보장되어야 한다.

여성이 임신을 조절하는 방법을 자유롭게 이용할 수 있다면, 가족 구 성원의 건강, 발전 및 안녕이 개선된다는 것은 모두 동의하고 있는 사실이다. 더 나아가 이러한 서비스는 주민의 일반적인 건강과 삶의 질을 향상시키며, 주민들이 인구증가를 스스로 규제한다면 환경보존에 도움이 되고 지속적인 경제, 사회발전을 이룰 수 있다.

여성협약의 16조 1의 (e)항을 해석하면서 여성차별철폐위원회는 다음과 같이 설명했다. "자녀를 가질 것이냐 갖지 않을 것이냐를 결정하는 권리를 포함하여 여성이 모성 기능을 충분하고 자유롭게 실행할 권리는 배우자나 정부에 의해서 제한되어서는 안 되며, 여성은 또한 안전한 피임법에 대한 정보, 성교육과 가족계획 서비스에 접근하는 것을 보장받아야 한다."(78, 79)

라틴아메리카에 있는 한 국가는 모든 보건의료 기관이 여성들의 건강, 생활과 성에 영향을 미치는 모든 문제에 대해 여성들이 스스로 결정할 권리가 있다는 것을 보장하도록 명령하는 새로운 정부 결의안을 채택하였다(80). 이 결의안은 '모성에 얽매이지 않은 자유롭고 만족스러우며 책임질 수 있는 성행위(sexuality)를 허용하는 정보와 오리엔테이션'의 권리를 보장하였다. 새 정책에서는 반드시 불임서비스, 안전하고 효과적인 피임, 불완전한 유산의 치료와 폐경기 여성의 치료와 같은 생식보건 서비스를 모두 제공하도록 요구하였다. 또 이 정책은 청소년이나 폭행 피해자와 같은 건강 위험이 큰 여성들에게 특별히 관심을 가질 것을 강조하였다.

어떤 지역에서는 생식기 감염이 가정을 구성할 권리를 가장 크게 위협하는 요소이다. 예를 들어 아프리카에서는 생식기 감염이 불임 원인의 50% 이상을 차지한다(81, 82). 정부가 불임 원인인 생식기 감염을 예방하고 치료하는 활동을 하지 않으면, 정부가 가정을 구성할 권리를 위반하는 것이다. 인권법에 이 권리가 적극적인 권리, 즉 정부가 적극적으로 행동해야 하는 권리로 규정되어 있지 않아도, 정부가 이 권리를 위반하고 있다는 사실은 변하지 않는다. 만약에 이 권리가 국가의 행동에 의지하지 않고 가정을 구성할 능력이 있는 사람들의 권리 행사를 국가가 방해해서는 안 된다는 점에서 소극적이라고 해도, 국가는 여전히 행동하지 않은 데 대한 법적인 책임을 져야 한다. 왜냐하면 불임 그 자체 때문이 아니라 불임이 여성의 생활에 차별적인 영향을 미치기 때문이다(83).

가정을 구성할 권리는 현실적으로는, 임신중인 아이나 또는 현재 태어난 아이가 생존할 수 있는 가능성을 최대화할 권리로 구체화된다. 이것은 출산 터울과 다른 가족 계획 방법을 통해서 행해질 수 있다. 이러한 권리는 예를 들어 여성이 첫번째 임신을 늦춤으로써 임신에서 살아남을 권리와 상호 보완적이다.

국법에서 최소 혼인 연령을 규정하지 않거나 현실에서 이 법을 준수할 것을 강요하지 않으면, 최소 연령에도 미치지 못한 어린 소녀들이 결혼을 하여 (이 경우 자유의사로 선택한 것이 아닐 것이라고 의심되는 결혼이 드물지 않다), 신체적으로 성숙하기도 전에 임신할 수 있게 된다. 그 결과 모성사망률과 영아사망률이 높아지고, 예를 들어 방광질 누출(vesico-vaginal fistulae) 같은 병의 이환율이 높게 나타난다.

결혼하고 가정을 구성할 권리는 가정의 목표와 관련된 법에 의해서 제한될 수 있다. 최소 혼인 연령 이전의 혼인을 규제하는 법은 결혼하고 가정을 구성할 권리에 배치되지 않는다. 왜냐하면 결혼을 하고 부모가 될 권리는 아동이나 청소년의 권리라기보다는 성인의 권리이기 때문이다. 사실상 많은 혼인 연령법은 여성의 복지나 가정의 복지에 방해가 될 정도로 낮은 연령을 정하자는 것이 목표이고, 남성보다 여성의 최소 연령이 더 낮게 설정되어 있다. 많은 여성들이 법적 최소 연령이 되자마자 결혼하며, 법이 집행되지 않거나 또는 법의 예외 규정을 통해서 더 어린 나이에도 결혼한다. 그 이유는 부분적으로는 생활을 위해 선택할 다른 대안이 없기 때문이다.

부모의 부양 의무는 법적으로 혼인 연령이 되면 끝난다. 그 후에는 여성들은 자신을 부양할 다른 수단이 없고 교육을 받거나 직업을 가질 기회도 없다. 따라서 가정 주부나 어머니가 되는 것 이외에는 여성의 기능이나 가치를 인정하지 않는 사회경제적·문화적 영향을 받아, 젊은 여성들은 조기에 결혼하고 출산하게 된다. 인권 조항에는 "어느 누구도 자기의사에 반해 결혼하도록 강요받지 않는다"고 명시되어 있다. 그러나 많은 여성들이 청소년기 이후에 다른 대안이 없기 때문에 '자발적으로' 결혼을 선택하고 있기 때문에 현실적으로 이 조항은 지켜지지 못하고 있다.

사생활과 가정생활을 영위할 권리

'미주인권협약'은 제11조에서 사생활의 권리를 다음과 같이 적어놓고 있다.

모든 사람은 그의 명예를 존중받고, 존엄성을 인정받을 권리를 가진다.

명예와 존엄성은 정부가 제한할 이해관계가 없는 개인적인 차원의 문제이다.

사생활과 가정생활을 영위할 권리는 가정을 구성할 권리와 구별되는 것이고 후자가 전자의 일부로 인식될 수도 있다. 사생활과 가정생활을 영위할 권리에는 자유 이해(liberty interests)도 들어간다. 시민권규약 제17조에는 다음과 같이 적혀 있다.

> 어느 누구도 그의 사생활, 가정, 주거 또는 통신에 대하여 자의적이거나 불법적인 간섭을 받거나 또는 그의 명예와 신용에 대한 불법적인 비난을 받지 아니한다.[4]

유럽협약은 공중보건과 같은 상위의 국가이익을 위해 사생활과 가정생활의 권리가 양보나 희생될 수 있는 조건을 명시하고 있다. 제8조에는 다음과 같이 적혀 있다.

> ① 어느 누구도 그의 사생활과 가정생활 그리고 그의 주거 및 통신이 존중받을 권리를 가진다.
> ② 법률에 합치하고, 또 국가안보, 공공안전 또는 국가의 경제적 복리를 위하여, 질서유지와 범죄의 방지를 위하여, 위생 또는 도덕의 보호를 위하여 또는 타인의 권리 및 자유의 보호를 위하여 민주적 사회에서 필요한 경우 외에는, 이 권리의 행사에 대하여 어떠한 공권력에 의한 개입도 있어서는 안 된다.

서유럽에서 두 명의 여성이 유럽인권위원회(European Commis-

---

4) 이 조항은 세계인권선언을 반영하며, 예를 들어 미주협약 제11조와 아프리카헌장 제4조와 5조에도 있다.

sion on Human Rights)에 제한적인 유산법을 제소하였다. 그들은 원하지 않는 임신을 끝내는 결정을 개인적으로 그리고 혼자서 하도록 허용하지 않는다는 점에서 유산법이 유럽협약 제8조에 있는 사생활에 대한 권리를 침해한다고 주장하였다(84). 그러나 유럽인권위원회의 대다수 위원들은 신청자의 요구를 거부했다. 그리고 제한적인 유산법이 사생활을 침해하지 않는다고 밝혔다.

유럽인권위원회는 다른 제소건에서 여성의 사생활을 영위할 권리의 범위를 폭넓게 인정했다(85). 유럽인권위원회는 남편이 부인의 유산을 거부하는 법적인 힘을 행사함으로써 원하지 않는 임신을 지속하도록 강요하는 것으로부터 여성을 보호한 한 국가 법원의 결정을 지지하였다. 위원회는 부인의 사생활과 출산에 대한 결정에서의 존엄성이 남편이 갖고 있는 자식의 출산을 통해 가정생활을 존중받을 권리에 우선한다고 하였다. 위원회는 남편의 권리가 그 부인의 법적인 결정권까지 포괄하는 것으로 해석될 수 없다고 판결하였다. 태어나지 않은 생명에 대한 국가의 관심은 생물학적인 아버지의 관심과 비슷하다. 따라서 적어도 임신이 어느 정도 진전되기 전까지는 생물학적인 아버지의 권리를 배제한다는 것은 국가의 지배권도 역시 배제하는 것과 같다.

정보와 교육의 권리

정보를 구하고 입수하고 전달하는 권리는 모든 기본적인 인권조약에서 보호되고 있으며 여성의 건강을 실현하는 데 꼭 필요한 권리이다. 이런 정보에는 보건당국이 선택적 또는 의무적으로 제공하는 서비스, 스스로 돌보기의 방법, 그리고 예방적 보건의료서비스와 같은 이용가능한 보건의료서비스에 대한 것들이 있다. 때때로 의료계에서는 엉터리 치료법(quack medicine)이 해로우며, 효능이 증명돼 있는 치료를 받는 것을 주저하게 만든다는 이유로 정보의 이용가능성에 반대한다. 증명되지 않은 치료법들은 나중에 유해한 것으로 드러난다. 그러나 아마도, 안전이 증명되지 않은 치료법의 규제는 엉터리 치료법을 믿는 사람들에게 유해한 위험을 확실하게 보일 수 있어야만 정당화될 수 있을 것이다.

그러나 때때로 가족계획과 생식기 감염 치료의 역사에서 볼 수 있는 것처럼, 도덕적 근거에서 정보가 금지되는 수도 있다. 여성협약은 10조 (h)항에서 여성은 다음과 같은 권리를 가져야 한다고 분명하게 요구했다.

가족계획에 관한 정보 및 조언을 포함하여 가족의 건강과 복지를 확보하는 데 도움을 주는 구체적인 교육정보의 수혜

유럽협약 제10조: 1항에는 다음과 같이 적혀 있다.

표현의 자유에 대한 권리에는 … 공권력의 개입을 받지 않고, 국경에 관계없이 정보와 사상을 주고 받는 자유가 포함된다.

1992년의 사례(26)에서 유럽인권법원(European Court of Human Rights)은 여성이 '국외 어느 곳에서 유산할 것인가'에 대한 상담을

금지하는 국가는 이 조항을 위반하는 것이라고 판결하였다. 이 결정에 따르기 위해서는, 국가와 법은 다른 나라에서 생식보건 서비스를 받고자 하는 여성의 상담을 금지할 수 없다. 이것은 상담이 금지된 나라에서 이러한 서비스가 합법적으로 이루어질 수 없다는 사실에도 불구하고 타당하다. 이러한 결정은 여성들이 다른 나라에서 보건의료서비스를 찾는 상담을 제한하고 있는 유럽협약의 가입국에도 적용된다.

교육을 받을 권리는 개인의 건강과 공중보건에 도움이 된다. 글을 읽을 줄 아는 여성은 건강 위험요소와 그 위험을 어떻게 예방할 수 있는가에 대해서 읽고 이해할 수 있기 때문에 보건정보에 더 쉽게 접근할 수 있다.

학생의 인권에 관한 문제는 학교에서 성교육을 하지 않을 때 일어날 수 있다. 학교에서 성교육을 하거나 아니면 의도적으로 하지 않을 때에도, 사상의 자유에 관한 권리와 종교적인 가치에 대한 교육을 비롯한 종교 규율을 준수할 권리 사이에 갈등이 일어날 수 있다.

공공 교육체계에서는 건강에 중심을 둔 사업이나 가정보건사업을 도입하고, 학부모와 종교조직은 성 문제에 관한 교육 내용이 그들의 종교적인 신념과 어긋난다고 이 사업을 반대하게 되면 논쟁이 벌어지게 된다.

유럽에서는 몇몇 부모들이 국립학교에서 의무적으로 성교육을 하는 것에 이의를 제기한 사례도 있다. 그들은 성교육이 국가가 '부모들의 종교적·도덕적 신념에 일치한 교육 및 교수를 확보하는 부모의 권리'를 존중하는 국가의 의무를 침해했다고 제소하였다(6). 그리고 이것은 또한 종교적 차별을 받지 않을 권리, 사생활과 가정생활의 권리와 유럽협약에서 설정한 사상과 양심과 종교의 자유의 권리를 침해한 것이라고 주장하였다.

유럽인권법원은 국립학교에서 하는 의무적인 성교육은 이러한 의무 또는 권리를 침해한 것이 아니라고 판결하였다. 왜냐하면 수업은 일 차적으로 유용하고 교정적인 정보를 전하려는 것이고, 비록 도덕성에 관한 사항이 불가피하게 수업 내용에 있다 하더라도, 정부가 '민주국 가에서 공중의 이익이라고 간주할 수 있는 것의 범위'를 넘어서지 않 기 때문이다.

그러나 법원은 다음과 같은 것은 인정하였다.

국가는 객관적이고 비판적이며 다원적인 방법으로 교육내용에 포함되 어 있는 정보와 지식이 전달되도록 노력하여야 한다. 국가가 부모의 종교 적, 철학적 신념을 존중하지 않는 것으로 간주될 수 있는 교화의 목적을 추구하는 것은 금지한다(87).

건강권과 보건의료서비스를 받을 권리

사회권규약 제12조 1항에 의하면 당사국은 "모든 사람이 도달 가능 한 최고 수준의 신체적, 정신적 건강을 향유할 권리를 가지는 것을 인 정한다." 제12조 2항에서는 "동 권리의 완전한 실현을 달성하기 위하 여 취할 조치에는 다음 사항을 위하여 필요한 조치가 포함된다"고 하 였다.

ⓐ 사산율과 유아사망률의 감소 및 어린이의 건강한 발육에 필요한 조치

ⓓ 질병 발생시 모든 사람에게 의료와 간호를 확보할 여건의 조성5)

이 조항은 아동협약 제24조 1항 (f)에서 더 발전되었다. 아동협약은 당사국에게 '예방적 보건의료, 부모들을 위한 지침, 가족계획 교육 및 서비스를 개발할 것'을 요구한다. 여성협약 제12조 1항은 당사국이 '남녀평등의 기초 위에 가족계획에 관련된 것을 포함한 보건사업의 혜택을 확보하기 위하여 보건 분야에서의 여성에 대한 차별을 철폐할 것'을 요구한다.

정부는 국제인권법을 승인함으로써 그리고 국가의 헌법과 법률을 통하여 국민들의 보건의료서비스를 받을 권리를 보호하기로 약속하였다. 법률적, 행정적, 그리고 사법적인 장벽으로 인해 여성들이 자신의 안녕을 스스로 보호할 수 없게 되면 보건의료서비스를 받을 권리는 위협받는다. 정부는 여성이 스스로 바람직한 보건의료서비스를 공급하는 것을 방해할 수 있을 뿐 아니라 여러 가지 이유, 예를 들어 지식 부족이나 가난 혹은 중심지로부터 멀리 떨어져 있다는 점 때문에 스스로 대비할 수 없는 여성에게 필요한 보건의료서비스를 제공하지 못할 수도 있다. 국가에서 접근가능한 보건의료서비스의 이용을 방해하거나, 다른 방법으로는 이용할 수 없는 보건의료서비스에 대한 적절한 접근 방도를 마련하지 않는다면, 그 국가는 국제인권조약을 승인함으로써 인정한 여성의 보건의료서비스를 받을 권리를 부정하는 것이다.

---

5) 이 조항은 세계인권선언 제25조를 반영하며, 이어서 예를 들어 유럽사회헌장 제13조, 미주협약 제26조와 경제적, 사회적 및 문화적 권리 영역의 추가 의정서, 아프리카헌장 제16조 및 아동협약 제24조에도 있다.

여성의 건강권에 관한 일반적 의견

조약기구는 당사국이 각 조약을 어떻게 해석하고 적용해야 하는가를 지시하는 일반적 의견(General Comments)이나 일반적 권고(General Recommendations)를 만드는 역할을 한다. 일반적 의견은 포괄적으로 표현된 조약의 특정한 내용을 상세히 기술하는 데 유용하다. 여성차별철폐위원회의 일반적 권고에는 각 나라에서 위원회에 정기적으로 제출해야 할 보고서의 종류가 적혀 있다. 여성차별철폐위원회의 권고들─여성과 에이즈에 대한 권고 및 여성 할례에 대한 권고도 포함되어 있다─에서는 각국 정부가 여성의 권리를 보호할 의무를 준수하는가를 측정할 지표와 기준을 만든다. 이러한 목표를 성취하는 수단은 각국 정부가 자유롭게 선택할 수 있다.

오늘날까지 국제노동기구(International Labor Organization)는 국제연합의 전문기구로서는 유일하게, 여성차별철폐위원회에 여성과 노동에 관련된 일반적 권고의 내용과 작업에 대해 전문적 자문을 제공하고 있다. 국제노동기구는 다른 전문기구와는 달리, 개발활동과 인권활동을 통합적으로 수행하며, 여러 인권조약기구에서 표준을 만들고 그 표준을 이행하는 것을 도와주고 있다. 세계보건기구는 여성차별철폐위원회에 비슷한 조언을 제공하는 것을 고려하고 있다. 아동협약과 관련해서는 이미 세계보건기구는 아동권리위원회와 그의 보고 기능에 대한 지원을 포함하여 개발과 인권활동을 통합한 활동을 하고 있다.

인류 모두의 건강을 위한 세계적 지표는 보건의료서비스를 받을 권리와 관련이 있다. 그러나 이 지표들은 전 세계의 상황을 개괄해보는 데 사용하도록 만들어진 것이지, 국가가 인권조약에 따라서 보호받아야 할 보건의료서비스를 받을 권리를 이행하고 있는가를 측정하기 위해서 만들어진 것은 아니다. 더 나아가 세계보건기구는 각 국가에서 계층간의 건강 수준의 불균등을 개선할 목적으로 국가전략을 개발할 때는 선택된 지표를 계층별·지역별 지표로 나눌 필요가 있다고 지적하였다. 국가에서 여성건강의 보호·증진과 관련된 조약상의 의무를 이행하는지 알아볼 수 있는 핵심적인 측정법을 규명하려면, 건강과 인권 분야에서 활동하는 사람들의 자문을 얻는 것이 좋을 것이다.

여성건강의 보호·증진을 위한 원칙

여성의 건강을 보호·증진하려면 여성건강의 보호·증진을 위한 원칙을 개발하는 것을 고려할 필요가 있다. 이 원칙은 국가의 여성보건정책과 '정신질환자의 보호와 정신보건의료의 개선을 위한 원칙(Principles for the Protection of Persons with Mental Illness and for the Improvement of Mental Health Care)'을 개발한 경험을 토대로 만들어낼 수 있을 것이다. 인권이사회는 세계보건기구와 긴밀히 협력하여 정신질환과 관련된 원칙을 마련하였고 이 원칙은 유엔 총회에서 채택되었다. 여성건강의 보호·증진에 관한 원칙에서는 다음과 같은 문제들을 다룰 수 있지만 이런 문제에만 한정될 필요는 없다.

건강 수준 요소

- 인생주기의 각 단계에 있는 여성의 건강에 중요한 사항을 고려한다.
- 건강과 관련된 일상적인 활동 과정과 그 결과물이 여성에게 미치

는 특정한 영향을 평가할 필요가 있다.
- 여성의 건강에 관한 연구의 개선이 중요하다.
- 연구지침을 개발할 때 여성의 건강요구와 상황을 고려할 필요가 있다.
- 보건의료정책은 가장 최근의 과학적이고 기술적인 지식에 기초를 두는 것이 중요하다.

보건의료서비스 요소

- 여성을 치료할 때는 여성의 존엄성을 인정하고 여성을 존중하는 것이 중요하다. 예를 들어 적절한 정보를 제공하여 여성이 잘 아는 상태에서 특정 치료과정을 선택할 수 있도록 할 필요가 있다.
- 여성은 환자로서의 권리가 있고 비밀과 사생활을 보호하는 것이 중요하다.

여성의 건강과 안녕에 영향을 미치는 조건

- 건강하고 안전한 작업환경을 보장하는 것이 중요하다.
- 여성의 건강에 해로운 결과를 미치는 전통이나 관습을 제거하는 것이 중요하다.
- 학대받는 환경에서 살고 있는 여성을 찾아 이에 적절히 대응하는 능력을 키워야 한다.

위의 목록은 여성건강과 관련된 인권을 보건의료 정책과 진료에 연결시키기 위하여 몇 가지 문제들을 연상되는 대로 나열한 것이다. 여성건강의 보호·증진을 위한 원칙을 개발하려면 반드시 여성건강, 인권과 의료 윤리에 대하여 알고 있는 사람들과 여성들로부터 폭넓은 자문을 받을 필요가 있다.

여성과 관련된 보건의료법

여성의 직업적 건강(occupational health), 소녀의 건강과 생식보건과 같은 특정한 영역에서 법적으로 여성건강을 증진시키기 위한 지침들은 여성건강의 보호·증진을 위한 원칙에 입각하여 개발될 수 있을 것이다. 보건관계법이 제정된 후 이 법은 대중의 건강 증진에 실질적으로 기여해왔고, 여성의 건강을 증진시키는 데에도 보다 적극적으로 활용될 수 있다.

예를 들어 그동안 법적으로 여성의 생식보건 서비스에 대한 접근을 방해해왔기 때문에 포괄적인 생식보건법을 위한 지침은 특히 중요하다. 이러한 법이 만들어지면 임신과 관련된 사망이나 질병을 줄이는데 도움이 될 것이며, 생식보건을 증진시키는 서비스를 제공하게 될 것이다. 국제연합의 한 문서는 세계적인 증거에 입각하여 다음과 같은 결론을 내렸다. "여성 스스로 자녀의 수와 출산 시기를 결정할 수 있게 되면, 여성은 그들에게 주어진 넓은 범위의 인권을 자유롭게 향유할 수 있게 만드는 중요한 수단을 하나 갖게 되는 것이다."(91)

따라서 여성이 모든 형태의 차별을 금지함으로써 자신의 출산력을 조절할 권리를 확보하게 되면 여성이 다른 인권을 향유하고 건강의 필수 요소인 신체적·정신적·사회적 안녕을 성취하는 능력도 개발할 수 있게 될 것이다(70).

모성의 건강 수준을 최대로 높이고 촉진시킬 수 있는 포괄적인 생식보건법을 위해 아래와 같은 전략이 제안되었다(92).

생식보건 전략이 공감을 받을 수 있으려면, 책임있고 안전한 성생활을 위한 교육, 성적으로 활발한 사람들이 필요한 만큼 이용할 수 있는 피임, 임신·분만 그리고 모든 유산에 관한 서비스를 제공함으로써 모든 사람의 생식보건 요구에 부응해야 한다. 이 전략은 또한 성병, 임신곤란과 불임의 예방과 관리를 위한 교육과 서비스도 제공해야 한다. 이 전략의 목표는 인간의 성과 생식을 저주나 형벌이 아닌 즐거움으로 만드는 것이어야 한다.

이러한 전략은 '가족계획을 통해 여성과 아동의 더 나은 건강을 달성하기 위한 국제회의(International Conference on Better Health for Women and Children through Family Planning)'의 제4권고안에 반영되어 있다(93).

원하지 않는 임신은 여성과 그 가족들에게 특별한 건강 위험으로 간주되어야 한다. 법적 지위와 관계없이, 패혈성 유산이나 불완전한 유산에 대해 인간적 처치를 받고, 유산 후에는 피임법에 대한 조언과 서비스를 받을 수 있어야 한다. 원하지 않는 임신이라는 문제의 크기와 그 문제가 여성과 가족의 건강에 미치는 의미는 진술되고 공표되어야 한다. 모든 여성들이 어디서나 쉽게 합법적이고 질 좋은 유산 서비스를 받을 수 있도록 만들어야만 한다.

포괄적인 생식보건법을 제정하면 여성의 보건의료서비스를 받을 권리가 크게 증진된다는 점을 지적할 수 있다. 이렇게 되면 법적으로 규제당하던 여성의 생식보건이 사회적으로 합법화되므로, 여성이 존엄성을 인정받고 존중받는 기회가 생길 것이다(94, 95, 96, 97).

형법에서 피임과 자발적인 단종, 유산, 성병과 불임 서비스를 금지하는 나라들에서는 모성사망률과 이환율이 높다. 반복 임신과 자가유산을 비롯하여 유산 기술이 미숙한 곳에서는 보통 모성사망률과 이환율이 높다. 개인적으로 생식보건 서비스를 이용할 방도가 있는 사람들은 아마도 합법적으로 양질의 서비스를 이용할 수 있는 외국에서 그 서비스를 받겠지만 공중보건 서비스에 의존하고 있는 사람들은 은밀히 이루어지는 불법 유산을 받고 결국 신체적·경제적·사회적으로 나쁜 결과로 고통받게 될 것이다. 즉 생식기 계통에 병이 생기거나 안전하지 않은 유산으로 인해 불임이 될 수도 있다(98).

의학적으로 여성건강에 미치는 영향을 충분히 고려하여 진료하도록 요구하는 곳에서는, 법에도 반드시 세계보건기구의 건강의 정의가 적용되어야 한다.

과학적 진보의 이익을 향유할 권리

사회권규약의 15조 1항 (b)에서는 모든 사람은 '과학적 진보 및 응용으로부터 이익을 향유할' 권리를 가지고 있다고 인정했다. 더 나아가 15조 3항에 의하면 당사국은 "과학적 연구에 필수불가결한 자유를 존중할 것을 약속한다."6) 여성이 과학적 진보의 이익을 향유하도록 하기 위해서, 여성에게만 특수하게 영향을 미치거나 또는 일차적으로 여성이 영향을 받는 질병과 조건에 대하여 연구할 필요가 있다. 연구 주제는 지역의 사망률과 이환율 패턴이나, 국가와 지역에 따라서 다를 것이다. 예를 들어 유방암을 예방하는 음식과 영양에 대한 연구가 필요한 나라도 있을 것이며, 골다공증이나 임신조절 또는 불임의 원인에 대한 연구가 필요한 나라도 있을 것이다. 사회권규약의 연구의 자유에 관한 조항은 당사국이 여성의 관점에서 특별히 만들어진 이러한 연구와 개발을 수용할 것을 요구한다(99).

여성이 과학적 진보의 이익을 향유할 권리를 행사할 수 있도록 보장하기 위해서, 몇몇 의학기관들은—부분적으로는 비정부조직의 지원을 받아— 여성에 관련된 연구를 보장하는 정책을 주도하기 시작하였다(100). 예를 들어 미국에서는 1986년부터 국립보건원(National Institute of Health)과 알코올·약물남용과 정신보건 관리국(Alcohol, Drug Abuse and Mental Health Administration)은 임상연구 결과의 혜택이 성과 관계없이 위험에 처한 모든 사람들에게 돌아가도록 할 것을 요구했다(101).

일단 여성의 생리와 해부구조 그리고 예를 들어 여성이 남성보다 건강이 더 나쁜 이유와 같은 것들을 과학적으로 연구하기 시작하면, 누구나 과학적 진보의 이익을 향유할 권리가 있으므로 여성은 연구 결과에 기초를 둔 치료를 받고 기술을 사용하도록 요구할 수 있다.

사회권규약에 의하면 당사국은 과학적 진보의 이익을 향유할 수 있도록 할 책임이 있다. 국가는 아마도 치료, 진단, 예방 보건의료, 생산품에 관한 문제는 소위 '이용하지 않으면 잃어버린다(use it or lose

---

6) 이 조항은 세계인권선언 제27조 2항을 반영한다.

it)'는 특허법 규정을 제정함으로써 이 책임을 부분적으로 충족시킬 수 있을 것이다(102). 실제로 건강에 좋은 생산물을 상품화하는 데 실패하거나 상품화를 거부하는 사람이 생산물의 특허권을 갖고 있는 경우도 있다. 프랑스(103)와 같은 몇몇 나라의 정부 당국은 이런 경우에 법적으로 그 특허권을 그 생산물을 상품화할 수 있는 새로운 사람에게 넘겨줄 수 있다. 특허권을 약품 생산자에게 넘겨줄 때, 정부는 치료제를 상품화하는 독점권을 그 생산자에게 주고 있다. 그 생산물을 상품화하는 데 실패한 제조업자로부터 특허권을 강제로 이전할 수 있는 근거는, 제약 특허권이 단지 그 소유자의 상업적 이익만이 아니라 잠재적 사용자의 건강을 증진시키려는 정부의 이익에도 봉사해야 한다는 것이다.

여성의 역량강화에 관한 권리

선진국에 사는 빈민들을 비롯하여 세계 여러 지역에 사는 여성들의 건강 수준이 낮은 이유는, 여성이 그들 자신의 이익과 여성이 대다수를 이루고 있는 집단의 이익을 보호할 능력이 없기 때문이라고 볼 수 있다.

자유와 자율의 특징 중의 하나는 개인이 스스로 개인적 힘을 행사하거나 집단적 힘을 행사하는 데 참여하기로 결정한다는 것이다. 어떤 상황에 부딪쳤을 때, 여성은 한번도 자율을 향유해본 적이 없고, 그들이 자율적으로 행동할 수 있다는 신념을 갖거나 자신들의 건강에 영향을 미치는 상황에 영향을 미치는 것이 당연하다는 믿음을 가져본

적이 없다. 자신의 건강과 자신의 공동체에 속한 여성의 안녕을 책임
지기를 원하는 여성들은 국제인권법의 원칙을 이용할 수 있다. 여러
나라에서 기본적인 인권과 자유를 수용하였으므로, 여성들은 이를 근
거로 정신적이고 법적으로 자신들의 역량을 강화시킬 수 있다. 여성
들은 역량을 강화시켜줄 이런 권리들을 이용하여 여성 자신의 건강목
표를 실현시킬 수 있을 것이다.

종교와 사상의 자유에 관한 권리

대부분의 인권조약에는 종교와 사상의 자유에 관한 권리가 포함되
어 있다. 전통적으로 여성의 지위와 역할을 정하는 종교적·정치적·문
화적 기관의 지도자들은 모두 남성이었다. 여성들은 지역사회가 그동
안의 억압적 관행을 고집하지 말고 새롭게 생각할 필요성이 있다는
것을 여성의 더 나은 건강이라는 목표를 가지고 부드럽고 공감이 가
도록 설득할 수 있다. 여성의 건강상태가 나쁜 이유를 알게 되면, 여
성 건강의 증진을 옹호하는 사람들은 자신들의 활동에 확신을 갖게
될 것이다.

여성 건강에 해가 되는 어떤 종교적 가르침을 용납할 수 없다고 해
도 종교 교리를 부정할 필요는 없다. 국제연합은(104) 다음과 같은 입
장을 채택했다.

국가는 여성에 대한 폭력을 비난해야만 하며, 어떤 관습, 전통이나 종
교적인 고려를 이유로 그 폭력을 제거하는 의무를 회피해서는 안 된다.

이러한 폭력을 용인하거나 요구하는 종교 교리는 없다. 그러나 종교 경전을 들어 여성 건강에 좋지 않은 관습이나 제도를 지원하는 경우가 있다(20). 이럴 때, 여성은 경전을 다른 방식으로 해석하고, 여성의 건강에 불리한 해석의 영향을 받지 않고 자유롭게 행동할 권리가 있다.

집회와 결사의 자유에 관한 권리

다른 사람과 모임을 갖고 그들과 주의, 신념, 활동을 같이 할 권리는 특히 사상의 자유와 역량강화에 관한 권리와 관계가 있다. 종교적 그리고 정치적 집회와 결사의 권리에 대한 요구를 통하여 비슷한 생각을 가진 사람들이 모이고 협력할 권리가 만들어졌다. 이 권리를 여성의 건강과 관련시켜 생각해보면, 여성은 건강 위험요인과 예방과 건강을 증진시키는 방법을 배우기 위해 다른 사람과 만날 자유를 요구할 수 있다. 형법의 공중도덕과 예절에 관한 부분에는 피임법 광고에 관한 규정과 성병과 유산을 통제하는 규정들이 있다. 국가의 법과 규정이 국제인권법의 표준을 위반하는지 판단하기 위해 건강 지식의 전달자와 연합하여 집회와 결사의 권리를 행사할 수 있을 것이다.

정치적 참여에 관한 권리

참정권을 통하여 여성과 여성건강모임은 정부에 그들이 불만족스럽고 부적절한 보건의료서비스를 받은 경험을 전하고 개혁을 위한 제안을 제시할 수 있다. 그러나 참정권은 여성의 건강을 증진시키는 수단

일 뿐 목적 그 자체는 아니다. 이 참정권은 여성에게 합리적인 관점을
제공할 수 있고, 정부 조사자가 간과하거나 또는 가치를 두지 않고 생
략한 사실과 인식을 폭로할 수 있다는 점에서, 대중의 삶의 질을 올리
고 정부에 문제를 제기할 수 있다. 여성건강증진의 옹호자는 참정권
을 어떻게 이용해야 적절하고 효과적인지를 결정하고, 여성의 건강을
옹호하고 증진시키는 활동을 선택할 때, 참정권의 우선순위가 어느 정
도인지를 결정할 것이다.

제5장 여성의 건강을 보호하기 위한 인권 기전

한 나라 안에서 국제인권법이 효과적으로 적용되려면 국제적인 여론이 조성되고 효과적인 활동 방법이 있어야 할 것이다. 국가에서 여성의 낮은 건강 수준에 관심을 보이지 않는 것은, 인권의 준수라는 진지한 약속이 침해되고 있다는 것을 말해주는 것이다. 국가는 여성을 차별하고 있다는 데 즉각 동의하지는 않는다. 어떤 국가에서는 전통적으로 이어져 온 종교적 또는 문화적인 남녀 역할 차에 따라 여성에게 다른 사회적 역할이 부여되는 것은 차별의 범위에 포함되지 않는다고 주장하기도 하지만, 이에 동의하지 않는 국가도 있다. 여성의 낮은 지위와 건강에 유해한 요소에의 폭로간의 연관성은 너무나 명확하기 때문에, 여성의 건강 수준을 올려야 한다는 여론을 불러일으키는 것은 어렵지 않을 것이다.

여성의 건강권을 보호하는 방법은 다양하다. 즉 국제적 및 지역적 사법절차나 준사법과정에 호소하는 것에서부터 국가의 책임을 확대시키는 다양한 방법을 사용하는 것—예를 들어 국가가 비준한 국제인권법이나 지역인권법의 보고 요구를 활용하는 것—까지 다양한 범위에 걸쳐 있다(105). 어떤 방법을 사용하든지, 여성의 건강과 관련된 인권의 내용을 구체화하고 여론을 조성하기 위해서 인권법을 적용할 필요가 있다. 어느 한 가지 방법만으로는 미약하고 부적절할 수 있지만 여러 가지 방법을 사용하면 여성의 건강을 무시해서 생기는 불공평을 개선할 필요가 있다는 여론을 불러일으킬 수 있을 것이다.

국제적 보호

조약에 의거하여 세워진 위원회들은 각국이 인권을 보호하는 조약상의 의무를 이행하는지 심의한다. 이 위원회의 위원들은 전문가로서의 역량에 따라 일할 뿐, 정부 대표는 아니다. 당사국은 조약상의 의무를 이행하기 위해 어떤 조치를 취했으며, 그 과정에서 어떤 어려움을 경험했는지를 조약기구에 정기적으로 보고해야 한다. 이 보고서는 관련국 대표가 참석한 가운데 관련 조약 위원회에서 검토한다. 또 위원회는 보통 비정부기구로부터 국가의 조약 의무의 준수사항을 기록한 자료를 받고, 몇몇 위원들은 이 자료를 근거로 국가대표에게 질문하기도 한다. 만약 조약기구의 위원들이 어떤 국가를 강하게 비판하거나 그 국가가 조약상의 의무를 수행하지 않는다는 견해를 표현하면, 건강과 관련된 이러한 의무의 이행을 보장할 기전을 만드는 문제를 고려해야 할 것이다.

조약기구 외에, 국제연합헌장에 따라 세워진 국제연합기구에서도 여성의 건강을 무시하여 생기는 불평등을 폭로할 기회가 있다.

국제연합 회원국 정부대표로 구성되어 있는 여성지위위원회(Commission on the Status of Women)는 해마다 모임을 갖는다. 이 위원회는 특히 인권조약에 가입하지 않은 회원국에게는, 여성의 지위 향상을 위한 중요한 국제적인 토론의 장이다. 이 위원회는 1993년 세계 원주민의 해(the International Year for the World's Indigenous People), 세계인권회의(the World conference on Human Rights), 1994년 국제인구개발회의(the International Conference on Population and Development)와 세계 가정의 해(the International Year of the Family)와 1995년 사회개발을 위한 세계정상회담(the World Summit for Social Development)에 참여하였다. 또 위원회는 1995년 제4차 세계여성회의(the Fourth World Conference on Women)의 준비 위원회로 활동하고 있다.

인권위원회(Commission on Human Rights)의 소수민족 보호 및 차별방지 소위원회(Sub-Commission on Prevention of Discrimination and Protection of Minorities)는 활동집단과 특별 보고자들이 인권 침해 사례가 있다고 주장되는 지역 중에서 여성이 특히 취약한 지역의 인권침해를 맡도록 하였다. 예를 들어 소위원회는 '여성과 아동의 건강에 영향을 미치는 전통적인 관습에 대한 특별 보고자(a Special Rapporteur on Traditional Practices Affecting the Health of Women and Children)'를 선정했고, 인권위원회는 1994년 회의에 '여성폭력에 대한 특별 보고자(a Special Rapporteur on Violence Against Women)'를 지명하였다. 인권위원회는 여성건강을 보호·증진시키기 위한 일반 원칙이 확대될 수 있는 또 다른 광장이다. 민간기구가 국제연합기구와 협력하여 인권으로서의 건강 특히 여성의 건강을 보호·증진하는 것은 매우 가치있는 일이며 또 그 역할이 계속 늘어나고 있다는 것을 인식할 필요가 있다. 국제연합은 1994년 2월에

처음으로 인권 최고위원(High Commissioners for Human Rights)
을 선임하였다.

지역적 보호

　지금까지 지역 인권협약을 적용하여 여성의 권리침해에 대처한 경
우는 별로 없었으며(106, 107, 108, 109, 110) 여성의 건강에 관한 권
리에 지역 인권협약을 적용한 경우는 그보다 더 적었다. 그러나 지역
수준에는, 국제 수준에서는 반드시 존재할 필요는 없는 여성건강을 보
호·증진할 기회가 있다. 지역 내의 국가들은 지리적으로 가깝고, 문화
적으로 유사하며 경제적으로 상호의존하고 있으므로 지역 개발이 촉
진될 수 있고 여성의 건강에 인권표준(111)을 적용하는 것도 촉진될
수 있다. 여성인권 옹호자들은 이제 지역문화 안에서 여성 권리의 정
당성을 확립하기 위해 지역인권체계를 이용하기 시작했고, 이를 통하
여 여성의 건강을 보호·증진시킬 수 있는 일들을 할 수 있을 것이다.
　일부 지역에는 여성권리를 담당하는 특수 조직이 있으므로 이를 이
용하여 여성의 건강에 관한 권리를 확대시킬 수 있다. 예를 들어 유럽
협의회(Europe Council)에는 '남녀평등을 위한 운영위원회(a Steer-
ing Committee for Equality between Women and Men)'가 있고
미주기구(Organization of American States)에는 여성위원회(Com-
mission on Women)가 있다.

국가적 보호-보건의료 전문인의 인권책임

윤리 지침

개원의들은 보통 윤리문제에 부딪치며 그 문제를 해결해야 한다. 미시윤리(개인 대 개인 윤리)와 거시윤리(집단 대 집단, 집단 대 개인 윤리)의 차이를 알고 있는 개원의는 이런 문제를 모르는 개원의보다 진료에서 윤리적인 문제를 더 쉽게 찾아낼 수 있다. 보건의료 전문인이 여성환자에게 보호적인 태도를 보이는 것은 미시윤리적인 문제이고, 여성이 개원의의 진료를 받을 수 없는 것은 자원배분이라는 거시윤리적인 문제이다.

의사의 윤리규약에는 환자의 치료 동의나 비밀유지와 같은 미시윤리적 문제는 잘 언급되어 있다. 그러나 전통적인 윤리규약 중에는 아직도 환자가 반(反)치료적인 방법을 선택하는 자율성보다, 환자의 건강을 보호하고 회복시키는 것이 우선한다고 주장하는 것도 있다. 환자에게 해를 미쳐서는 안 된다는 생각에 사로잡혀 있는 보건의료 전문인은 그들이 볼 때 잘못된 선택을 한 환자를 위해 옳은 일을 해야 한다는 생각을 갖게 된다.

여성의 건강을 위태롭게 할 수도 있는 의학적 관리, 예를 들어 태아 궁박증일 것이라는 예측만 가지고 제왕절개술을 하거나, 완벽한 진단 없이 또는 대안을 고려하지 않고 여성에게 의존성 약물을 처방하는 것 등이 윤리규약의 위반으로 판정되는 일은 거의 없다. 그 이유는 여성이 윤리규약을 지키도록 강요할 힘이 없기 때문이기도 하지만, 일반적으로 여성이 윤리규약이 있고 이를 심의하는 기전이 존재한다는 사실을 모르기 때문이다. 또한 이러한 남용이 개인 환자의 사안별 관리에서는 드러나지 않고, 비교역학적 연구나 인구에 기반한 연구를 통해서만 나타나기 때문이기도 하다. 예를 들어 제왕절개분만은 개별 분만에서는 적절한 선택일지 몰라도 만약 특정 주민의 제왕절개 분만율이 건강 수준과 산모와 태아 위험도가 비슷한 이웃 주민의 제왕절개 분만율보다 훨씬 높다면, 이것은 제왕절개술을 과다하게 사용하는 특정 지역의 진료 행태가 통제되지 않고 있다는 것을 의미할 수 있다. 공정함, 선행 및 정보를 제공받은 환자의 자율성이라는 윤리원칙을 존중한다면 전문의협회나 일반의협회에 진료내용을 비교하여 심의하고 보고하도록 요구할 수도 있다.

　여성건강증진 옹호자들은 보건의료 전문가협회가 현 규약하에서 회원들의 활동을 면밀히 조사하는지를 관찰할 수 있고, 여성건강을 증진시키기 위해 이 윤리규약을 개정하거나 보다 상세하게 만들도록 요구하기 위해 여성인권에 대한 문제를 제기할 수 있다. 진료형태가 기존의 표준을 지킨다고 해서 그 자체로 진료가 윤리적이라고 할 수는 없다. 윤리규약과 인권을 준수하기 위해서는 법의 최소 표준 또는 법률 조항을 정확히 지키는 것 이상의 행위가 필요하다. 여성의 건강을 보호·증진하기 위해 특수한 윤리지침을 개발하는 것이 창조적인 행위의 첫 단계가 될 것이다. 그러나 윤리규약에 이런 지침이 들어있다고 해서 보건의료 전문인이 윤리적으로 진료하고 인권을 존중한다고 확실히 보장할 수는 없을 것이다. 교육과 훈련이 필요하고 또한 전문가의 책임을 강화하는 기전도 역시 필요하다.

교육과 훈련

보건의료 전문직의 임상훈련 과정에서의 경험 또한 행위규약을 강화한다. 보건의료 전문직의 임상훈련에서는 기술과 수기뿐 아니라 환자와 전문직 자체에 대한 감수성과 윤리적 책임을 갖도록 교육할 필요가 있다. 교육기관과 전문가협회에서 여학생들과 소수민족 학생들에게 평등한 교육기회를 제공하는 것은 중요한 문제이다. 이것은 특히 그동안 제도권 의료에서 '연구와 임상은 여성에게 적합하지 않다'는 견해와 '간호는 여성적이며 의사에게 봉사하는 하위 직업'이라는 신념을 갖고 있었던 점에 비추어볼 때 더욱 중요하다.

이론교육이나 실기훈련에서 환자의 인권을 존중하도록 하는 교육이 이루어져야 하고, 이런 교육은 임상훈련을 할 때나 지역사회 서비스를 할 때도 항상 이루어져야 한다. 예를 들어 학생들은 남녀에게 서로 다른 접근방법과 기법을 사용해야 한다는 점에 익숙해질 필요가 있다.

전문적 책임의 강화

보건의료 전문가협회는 회원들이 여성의 신체적·정신적·사회적인 차이를 잘 알고, 여성의 상황을 적절히 고려하여 여성환자를 치료하도록 교육하여야 한다. 예를 들어 여성환자는 아이처럼 취급받아서는 안 되고, 여성들이 거칠게 취급당할지도 모른다는 두려움 때문에 그들이 보건의료서비스를 받는 데 필요한 질문이나 진찰을 피하도록 만들어서는 안 된다. 협회는 회원들이 인권존중의 표준을 지키도록 교육하여야 하며, 여성의 건강 수준 향상과 관련된 인권 원칙에 대한 훈련

내용을 심의해야 하며, 회원이 그들의 잘못에 대해 책임을 지도록 해야 한다.

전문직 면허를 발급하거나 규제하는 기관과 전문적 교육, 보호와 진흥에 대한 공통 관심사를 가진 보건의료 전문가들의 협회는 차이가 있다. 전자는 보통 법적으로 밝혀진 부당행위를 징계함으로써 전문적 책임을 강요할 수 있다. 면허발급 기관은 면허증 박탈이나 자격 정지와 같은 벌을 부과할 수 있다. 후자는 회원을 심리하는 법정을 만들 수는 있지만, 회원들이 동의한 권력 이상은 가질 수 없다. 자발적 조직은 회원자격을 박탈하거나 제명할 수는 있지만 그런 회원도 여전히 면허증을 가진 의사이다. 이런 차이에도 불구하고, 법적으로 면허를 가진 회원만이 가입할 수 있는 단체건, 아니면 전문직 동료끼리 같은 목표를 갖고 자발적으로 모인 단체이건 관계없이, 여성 건강과 보건의료를 개선하기 위한 노력을 하고 있는 보건의료 전문가협회는 국제인권 원칙의 뒷받침을 받을 수 있을 것이다. 물론 협회에서 여성에게 차별없이 자격을 주거나 회원으로 받아들이고, 여성이 전문적 교육과 민감성에 기여할 수 있도록 열려 있어야 협회를 신뢰할 수 있을 것이다.

제6장 결론

여성의 건강과 관련된 국제인권은 인권을 지키도록 만들 수 있는 강제력 있는 의무조항이 없으면 별 가치가 없다. 사실상 국제법이나 국내법과 제도를 통해 인권 준수의 표준이 만들어지고, 각 국가가 자국 영토 안에서 인권 존중 수준을 책임지는 다양한 기회가 제공되고 있다. 준수 표준이 잘 지켜지지 않는 이유는 아마도 부분적으로는 제도적인 결함 때문일 것이다. 그러나 준수 표준이 지켜지지 않는 보다 큰 이유는 이런 법적 기전을 활용하여 국제인권법을 위반하는 여성의 나쁜 건강 수준을 규명하고, 침해에 대한 법적인 구제를 주장하며 법적 표준의 유지를 요구하는 선도적인 노력이 없었기 때문일 것이다.

여성의 역량이 강화되면 여성들은 합법적 기구를 만들 수 있다. 이 기구는 국가의 활동을 조사하여 여성건강의 보호·증진에 관한 국제 표준에 어긋나는 행위를 측정할 것이다. 이 밖에도 여러 기구에서 국가가 인권을 기록할 책임을 지도록 하는 활동을 할 수 있다. 그러나 보건의료서비스를 받을 여성의 권리에 관해서 볼 때, 국제인권법의 원칙과 조직에 익숙하고, 여성건강 자료를 사용하여 권리의 침해와 실시 정도를 보여줄 수 있는 사람들이 각 기구에 참여하여 활동할 필요가 있다. 과거에는 여성건강에 인권의 개념이 적용되지 않았고, 여성의 건강을 위한 활동이 인권 존중이라는 국제적인 요구의 하나로 인정되지 않았다.

최근에는 인권법을 통하여 여성의 건강 수준을 높이기 위한 활동이 이루어지고 있다. 국가 차원에서는 보건의료협의회가 여성에게 법적 권리를 교육시키고, 여성의 건강과 안녕에 대한 법적 보호를 확대하는 서비스를 제공하고 있다(112). 국제적으로는, 의학협회가 인권 보호에서 의료윤리의 역할(113)을 강화하는 프로그램과, 진료와 연구에서 의료윤리를 지키도록 의사들을 교육시키는 프로그램을 개발하고 있다. 이런 선도적 활동은 매우 가치있는 일이나, 계획성 있게 진행되기보다는 고립적으로 일어나고 있다.

국가와 지역, 국제적 수준에서 여성의 건강 수준을 지속적으로 관찰할 필요가 있다. 여성의 건강이 나아지도록 노력하기 위해서는 여러 형태의 자원이 필요하다. 예를 들어 보건의료 전문인에게 인권법을 교육하는 것과 인권 옹호자에게 건강자료를 얻고 해석하며 법적으로 중요한 요소를 골라내는 방법에 대해 교육하는 것도 있다. 여성건강의 보호·증진이라는 목표를 가진 보건의료 전문인과 인권 옹호자는 현재 지배적인 실천과 성취가능한 실천에 대한 지식과 국제인권규약의 목표를 활용하여 건강관련 자료가 포함된 내용을 알려야 한다.

위의 제안은 제4장에 있는 여성건강의 보호·증진을 위한 원칙의 개발과 효과적인 시행에서 강력히 자극받은 것이다. 이 원칙은 실질적으로 건강 수준 요소, 보건의료서비스 요소와 여성의 건강과 안녕에 영향을 미치는 조건을 보여주고 있다. 이러한 원칙을 기반으로 여성건강의 법적인 보호·증진을 위한 특수 지침을 개발하기 위한 노력이 이루어질 수 있다.

실천의 증거와 원칙의 옹호를 가지고 각 수준에 있는 적절한 기전은 불공평을 찾아내고 개혁으로 가는 길을 보여줄 여성의 건강권 준수의 표준을 결정할 수 있을 것이다.

해설과 참고문헌

1. Constitution of the World Health Organization, In: *Basic Documents*, 39th ed., Geneva: World Health Organization, 1992.
2. The United Nations Charter, 1945.
3. Universal Declaration of Human Rights, In: *Human rights—a compilation of international documents,* Geneva: United Nations, 1993: 1.
4. International Covenant on Civil and Political Rights, In: *Human rights—a compilation of international documents*, Geneva: United Nations, 1993: 20.
5. International Covenant on Economic, Social and cultural Rights, In: *Human rights—a compilation of international documents,* Geneva: United Nations, 1993: 8.
6. *European Convention for the Protection of Human Rights and Fundamental Freedoms,* New York: United Nations, 1959: 221 (United Nations Treaty Series, 13).
7. European Social Charter, adopted 18 October 1961, *Human rights in international law: basic texts,* Strasbourg, Council of Europe Press, 1992.
8. *American Convention on Human Rights*, Washington, Or-

ganization of American States, 1969: 1(Organization of American States Treaty Series).

9. *African Charter on Human and Peoples' Rights,* Organization of African Unity, 1981(Document CAB/Leg/67/Rev.5).

10. International Convention on the Elimination of All Forms of Racial Discrimination, In: *Human rights—a compilation of international documents,* Geneva: United Nations, 1993: 66.

11. Convention on the Rights of the Child. United Nations General Assembly Resolution 44/25.44, United Nations General Assembly Official Resolutions Supplement 49, 1989(United Nations document A/44/736).

12. Convention Against Torture and Other Cruel, Inhuman or Degrading Treatment or Punishment, In: *Human rights – a compilation of international documents,* Geneva: United Nations, 1993: 293.

13. Convention relating to the Status of Refugees, In: *Human rights—a compilation of international documents,* Geneva: United Nations, 1993: 634.

14. Convention on the Elimination of All Forms of Discrimination against Women, In: *Human rights—a compilation of international documents,* Geneva: United Nations, 1993: 150.

15. *Health dimensions of economic reform,* Geneva: World Health Organization, 1992.

16. *The girl child: an investment in the future,* New York: UNICEF, 1990.

17. Kobinsky M, Timyan J, Gay J, *The health of women: an global perspective,* Boulder, CO. Westview Press, 1993.

18. *Women's health: across age and frontier*, Geneva: World Health Organization, 1992.

19. Dan AJ, Lewis LL, *Menstrual health in women's lives,* Chicago: University of Illinois Press, 1992.

20. Sherwin S, *No longer patient: feminist ethics and health care,* Philadelphia: Temple University Press, 1992.

21. Williams G, *The sanctity of life and the criminal law,* New York: Faber, 1958.

22. Cook RJ, Human rights and infant survival: a case for priorities, *Columbia human rights law review,* 1987, 18: 1-41.

23. United Nations Commission on Human Rights. Resolution 1993/22 on the Right to Development(United Nations document E/CN.4/1993/L.11/Add.4).

24. Himes JR., Reflections on indicators concerning the rights of the child: the development and human rights communities should get their acts together. *Background paper for the Seminar on Appropriate Indicators to Measure Achievements in the Progressive Realization of Economic, social and Cultural Rights, Geneva, January 1993*(United Nations document HR/Geneva/1993/Sem/BP.26).

25. Hamilton JA., Guidelines for avoiding methodological and policy-making biases in gender-related health research in public health service, In: *Women's health : report of the public health task force on women's health issues,* Washington, DC.: Department of health and Human Services, 1985.

26. American Medical Association Council on Ethical and Judicial Affairs. Gender disparities in clinical decision making, *Journal*

of the American Medical Association, 1990, 266: 559-562.

27. *Women, health and development: progress report by the Director-General,* Geneva: World Health Organization, 1992 (unpublished document WHO/FHE/WHD/92.5 available from Division of Family Health, World Health Organization, 1211 Geneva 27, Switzerland).

28. Van Der Kwaak A. Female circumcision and gender identity: a questionable alliance? *Social Science and medicine,* 1992, 35: 777-787.

29. A traditional practice that threatens health—female circumcision, *WHO chronicle,* 1986, 40: 31-36.

30. Ferguson A., Women's health in a marginal area of Kenya. *Social Science and medicine,* 1986, 23(1): 23.

31. Fathalla MF., Reproductive health: a global overview, *Annals of the New York Academy of Science,* 1991, 626: 1-10.

32. Abou-Zahr C., Royston E., *Maternal mortality: a global factbook,* Geneva: World Health Organization, 1991(unpublished document WHO/MCH/MSM/91.3 available from Division of Family Health, World Health Organization, 1211 Geneva 27, Switzerland).

33. Maine D., *Safe motherhood programs: options and issues,* New York: Columbia University Center for Population and Family Health, 1991.

34. Safe Motherhood conference conclusions. *Lancet,* 1987, i: 670.

35. Royston E, Armstrong S(eds.), *Preventing maternal deaths,* Geneva: World Health Organization, 1989.

36. Mitchell JL. Women, AIDS, and public policy, *AIDS and pub-*

lic policy journal, 1988, 3(2): 50.

37. Mitchell JL et al., HIV and women: current controversies and clinical relevance, *Journal of women's health,* 1992, 1: 35-39.

38. Gollub EL, Stein ZA., Commentary: the new female condom-item 1 on a women's AIDS prevention agenda, *American journal of public health,* 1993, 83: 498-500.

39. Gillon R., Refusal to treat AIDS and HIV positive patients, *British medical journal,* 1987, 294: 1332-33.

40. Melica F., Fear of contracting HIV infection and ethical behaviour in medical care, In: Melica F(ed.), *AIDS and human reproduction,* Basel, Karger, 1992.

41. Rosenberg ML, Stark E, Zahn MA., Interpersonal violence: homicide and spouse abuse. In: Last JM(ed.), *Public health and preventive medicine,* 12th edition. Norwalk, CT. Appleton-Century-Crofts, 1986: 1399-1426.

42. Vlassoff C, Bonilla E., Gender-related differences in the impact of tropical diseases on women: what do we know? *Journal of biosocial science,* 1994, 26: 37-53.

43. What doctors don't know about women: an special report, *The Washington Post,* 8 December 1992.

44. United Nations Development Programme, *Human development report 1992,* New York: Oxford University Press, 1992.

45. *Development of indicators for monitoring progress for health for all by the year 2000,* Geneva: World Health Organization, 1981(Health for All Series No.4).

46. *Implementation of the Global Strategy for Health for all by the Year 2000: second evaluation. Eighth report on the world health*

situation, Geneva: World Health Organization, 1993.

47. Jabine T, Claude R(eds.), *Human rights and statistics: getting the record straight,* Philadelphia: University of Pennsylvania Press, 1992.

48. *The Limburg Principles on the Implementation of the International Covenant on Economic, Social, and Cultural rights* (United Nations document E/CN.4/1987/17), Annex published in *Human rights quarterly,* 1987, 9: 122-135.

49. Turk D., *The realization of economic, social, and cultural rights*(United Nations document E/CN.4/Sub.2/1990/19).

50. Hauserman J., The use of indicators to measure realization of the right to take part in cultural life, *Background paper for the Seminar on Appropriate Indicators to Measure Achievements in the Progressive Realization of Economic, social and Cultural Rights, Geneva, January 1993*(United Nations document HR/Geneva/1993/Sem/BP.28/Rev.1).

51. *Conclusions and Recommendations of the Seminar on Appropriate Indicators to Measure Achievements in the Progressive Realization of Economic, social and Cultural Rights, Geneva, January 1993,* Geneva: United Nations(forthcoming).

52. WHO Resolution EB85.R5, 1990, *Handbook of resolutions and decisions of the World Health Assembly and the Executive Board,* volume 3, 3rd ed., Geneva: World Health Organization, 1993.

53. Barlett KT., Feminist legal methods, *Harvard legal review,* 1990, 103: 829-888.

54. Buergenthal T., To respect and to ensure: state obligations

and permissible derogations, In: Henkin L(ed.), *The Inter-national Bill of Rights: The Covenant on Civil and Political Rights,* New York: Columbia University Press, 1981.

55. Alston P, Quinn G., The nature and scope of States Parties' obligations in the International Covenant on Economic, Social and Cultural Rights, *Human rights quarterly,* 1987, 9: 156-229.

56. *Salud para la mujer, mujer para la salud*(Health for women, women for health), Bogota: Ministry of Public Health, 1992.

57. Colombian Presidential Decree, No. 1398 of 3 July 1990.

58. Plata MI., Reproductive rights as human rights: the Colombian case, In: Cook RJ(ed.), *Women's international human rights,* Philadelphia: University of Pennsylvania Press(forthcoming).

59. The Constitution of Colombia, 1991, article 42.

60. *Paulista Convention on the Elimination of All Forms of Dis-crimination against Women,* Minneapolis, International Wom-en's Rights Action Watch, 1992.

61. *Report on the regional seminar on traditional practices affecting the health of women and children in Africa,* Geneva: Inter-African Committee on Traditional Practices Affecting the Health of Women and Children, 1987.

62. *Report of the Special Rapporteur: traditional practices af-fecting the health of women and children*(United Nations doc-ument E/CN.4/Sub 2/1991/6).

63. Judgement of 10 July 1987, Cour d'Appel, Case of Fofana Dala Traore(convicted of circumcising her daughter contrary to French law), reported in *Le Monde,* 13 July 1987.

64. *Annual review of law and population,* 1987: 205.

65. Cook RJ., Maind D., Spousal veto over family planning services, *American journal of public health*, 1987, 77: 339-344.

66. Sieghart P., *The international law of human rights,* Oxford: Oxford University Press, 1983.

67. United Nations document CCPR/C/21/rev.1 at para 5, 19 May 1989.

68. Mc Laurin K et al., Health systems role in abortion care: the need for a pro-active approach, *Issues in abortion care*, 1991, 1: 34.

69. *Technical and managerial guidelines for abortion care,* Geneva: World Health Organization(in press).

70. Cook RJ., International protection of women's reproductive rights, *New York University journal of international law and politics*, 1992, 24: 647, 688-696.

71. Dickens BM., Reproduction law and medical consent, *University of Toronto law journal*, 1985, 35: 255-286.

72. Brazilian Code of Ethics, Chapter 6, Article 52, 1965. Merrick T: Fertility and family planning in Brazil, *International family planning perspectives*, 1983, 9: 110에서 인용.

73. Barros FC et al., Epidemic of caesarean sections in Brazil, *Lancet*, 1991, 338: 167.

74. Giesen D., *International medical malpractice law,* Boston: Martinus Nijhoff, 1988.

75. Eriksson MK., *The Right to Marry and to Found a Family: a world-wide human right,* Uppsala: Justus Forlag, 1990.

76. United Nations document CCPR/C/21/Rev.1/Add.2, 19 September 1990.

77. 이 권리들의 기원을 알려면 다음 책을 보시오. *Population and human rights: proceedings of the Expert Group Meeting on Population and Human Rights, Geneva, 3-6 Apr 1989*. Geneva: United Nations, 1989.

78. *Results of the Twelfth Session of the Committee on the Elimination of Discrimination against Women, February 1993* (United Nations document E/CN.6/1993/CPR.2).

79. 다음 보고서도 함께 보시오. *Report on equality between women and men: the right to free choice of maternity*. Council of Europe, 1993(Document 6781).

80. Columbian Ministry of Public Health, Resolution 1531 of 6 March 1992.

81. Wasserheit J., The significance and scope of reproductive tract infections among third world women, *International Journal of gynaecology and obstetrics*, 1989, 3: 145-168.

82. Germain A et al., eds. *Reproductive tract infections: global impact and priorities for women's reproductive health*, New York: Plenum Press, 1992.

83. *Reproductive tract infections in women in the third world*, New York: International Women's Health Coalition, 1991.

84. *Bruggeman and Scheuten v. Federal Republic of Germany*, 3 Eur. H.R. 244, 1977.

85. *Paton v. United Kingdom*, App. No.S416/78, 3 Eur. H.R. Rep. 408, 1980.

86. *Open door Counselling Ltd and Dublin Well Women Centre Ltd v. Ireland*, 14 Eur. H.R. Rep. 131, 1992, 15 Eur. H.R. Rep.244, 1993.

87. *Kjeldsen, Busk Madsen and Pedersen v. Denmark*, 1 Eur. H.R. Rep. 711, 1976.

88. Byrnes A., CEDAW's Tenth Session, *Netherlands quarterly of human rights*, 1991, 3: 332-358.

89. *World health statistics annual*, Geneva: World Health Organization, 1988: 8.

90. *International digest of health legislation*, 1992, 43(2): 413-423.

91. *Status of women and family planning*, New York: United Nations, 1975(United Nations document E/CN.6/575/Rev.1).

92. Sai F, Nassim J., The need for a reproductive health approach, *International journal of gynaecology and obstetrics*, 1989, 3: 103-114.

93. *Better health through family planning. Recommendations of the International conference on Better Health for Women and Children through Family Planning, Nairobi, Kenya, October 1987*, London: International Planned Parenthood Federation, 1987.

94. Council of Europe Report Series, Note 112.

95. Cook RJ., Abortion law and policies: challenges and opportunities, *International journal of gynaecology and obstetrics*, 1989, 3: 61-87.

96. Knoppers BM., Abortion law in francophone countries, *American Journal of comparative law*, 1990, 38: 889.

97. *Abortion policies: a global review*(United Nations document: ST/ESA/SERA/129).

98. Henshaw S., Induced abortion: a world view, *Family planning perspectives*, 1990, 22: 76-89.

99. *Creating common ground: women's perspectives on the selection and introduction of fertility regulation technologies.* Geneva: World Health Organization, 1991(unpublished document WHO/HRP/ITT/91, 필요하신 분은 다음에 문의하시면 됩니다. Special Programme of Research, Development and Research Training in Human Reproduction, World Health Organization, 1211 Geneva 27, Switzerland).

100. *Toward a women's health research agenda: findings of the scientific advisory meeting,* Washington, DC.: Society for the Advancement of Women's Health Research, 1991.

101. *The National Institutes of Health Guide,* 1990, 19(31): 18.

102. Boland R., RU 486 in France and England: corporate ethics and compulsory licensing, *Law, medicine and health care,* 1992, 20: 226-234.

103. Code de Commerce, Brevets d'Invention, articles 37-40, 2 January, 1968.

104. 1993년 12월 20일 유엔총회에서 채택된 Declaration on the Elimination of Violence against Women(Resolution 48-104).

105. Hannum H., *Guide to international human rights practice,* Philadelphia: University of Pennsylvania Press, 1992.

106. An-Na'im A., Human rights in the Muslim world: socio-political conditions and scriptural imperatives, *Harvard human rights journal,* 1990, 3: 13-52.

107. *Women's rights, human rights: Asia Pacific reflections,* Kuala Lumpur, Asia Pacific Forum on Women, Law and Development, 1993.

108. Buquicchio-de Boer, *Sexual equality in the European Con-*

vention on Human Rights. Strasbourg: council of Europe, 1989 (Document EG/89/3/1989).

109. Beyani C., Toward a more effective guarantee of the en-joyment of human rights by women in the inter-American system, In: Cook RJ.(ed.), *The human rights of women: national and international perspectives,* Philadelphia: University of pennsylvania Press(forthcoming).

110. Medina C. Women's rights as human rights: Latin American countries and the Organization of American States, In: Diaz-Diocaretz and Zavalllla(eds.), *Women, feminist identity and society in the 1980s, selected papers,* Amsterdam, John Benjamin Publishing Co., 1985.

111. Weston B et al., Regional human rights regimes: a comparison and appraisal, *Vanderbilt journal of transnational law,* 1987, 20: 585, 589-590.

112. Plata MI., Family law and family planning in Colombia, *International journal of family planning perspectives,* 1988, 14: 109-111.

113. *Report of workshop on the role of medical ethics in the pro-tection of human rights,* London: Commonwealth Medical Association, 1993.

114. 예를 들어 다음과 같은 것을 보시오. *International guidelines for biomedical research involving human subjects,* Geneva: Council for International Organizations of Medical Sciences, 1993.

115. Sureau C., Activities of the Committee for the Study of Ethical Aspects of Human Reproduction, *International journal of gynaecology and obstetrics,* 1989, 28: 299-307.

부록 1

여성에 대한 모든 형태의 차별 철폐에 관한 협약 가입국
(1994년 1월 1일 현재)

앙골라, 앤티가 바부다, 아르헨티나, 오스트레일리아, 오스트리아, 바하마, 방글라데시, 바베이도스, 벨라루스, 벨기에, 벨리즈, 베냉, 부탄, 볼리비아, 보스니아와 헤르제고비나, 브라질, 불가리아, 부르키나파소, 부룬디, 캄푸치아, 캐나다, 카보베르데, 중앙 아프리카 공화국, 칠레, 중국, 콜롬비아, 콩고, 코스타리카, 크로아티아, 쿠바, 키프로스, 체코 공화국, 덴마크, 도미니카 연방, 도미니카 공화국, 에콰도르, 이집트, 엘살바도르, 적도 기니 공화국, 에스토니아, 에티오피아, 핀란드, 프랑스, 가봉, 감비아, 독일, 가나, 그리스, 그레나다, 과테말라, 기니, 기니비사우, 가이아나, 아이티, 온두라스, 헝가리, 아이슬란드, 인도, 인도네시아, 이라크, 아일랜드, 이스라엘, 이탈리아, 자메이카, 일본, 요르단, 케냐, 라오스, 라트비아, 라이베리아, 리비아, 리투아니아, 룩셈부르크, 마다가스카르, 말라위, 맬다이브, 말리, 몰타, 모리셔스, 멕시코, 몽고, 모로코, 나미비아, 네팔, 네덜란드, 뉴질랜드, 니카라과, 나이지리아, 노르웨이, 파나마, 파라과이, 페루, 필리핀, 폴란드, 포르투갈, 대한민국, 루마니아, 러시아 연방, 르완다, 세인트키츠 네비스, 세인트루시아, 세인트빈센트 그레나딘, 사모아, 세네갈, 세이셸, 시에라리온, 슬로바키아, 슬로베니아, 스페인, 스리랑카, 수리남, 스웨덴, 타

지키스탄, 태국, 토고, 트리니다드 토바고, 튀니지, 터키, 우간다, 우크라이나, 영국, 탄자니아 공화국, 우루과이, 베네수엘라, 베트남, 예멘, 유고슬라비아, 자이르, 잠비아, 짐바브웨

부록 2

여성의 건강에 적용가능한 인권들

	세계 인권 선언	시민적 및 정치적 권리에 대한 국제규약	경제적·사회적 및 문화적 권리에 관한 국제규약	여성에 대한 모든 형태의 차별 철폐 협약	아동 권리 협약	유럽 인권 협약과 의정서 및 사회헌장	미주 인권 협약과 의정서	인권과 인민의 권리에 관한 아프리카 헌장
여성이 어떤 형태의 차별도 받지 않을 권리	1, 2	2(1), 3, 4	2(2), 3	1, 2, 4	2	14	1	2, 18(3) 28(의무)
정치참여의 권리	21	25	–	7, 8	–	10, 11, 14	16, 23	13
정보, 의견과 표현의 권리	19	19	–	10(e), 14(b), 16(e)	12, 13, 17	10	13	9
집회와 결사의 자유	20	21, 22	8	–	15	11	15, 16	10, 11
종교의 권리/ 사상의 자유	18	18	–	–	14, 30	9	12, 13	8
생존권	3	6	–	–	6	2	4	4
자유와 안전의 권리	13	9	–	–	37(b) -(d)	5	7	6
고문과 나쁜 대우를 받지 않을 권리	5	7	–	–	19, 34, 37(a)	3	5	5
결혼하여 가족을 구성할 권리	16	23	10	16	8, 9	12	17	18
사생활과 가정생활을 영위할 권리	12	17	10	16	16	8	11	4, 5
교육을 받을 권리	26	–	13, 14	10, 14(d)	28, 29	의정서 1:2	26	17
건강권과 보건의료 서비스를 받을 권리	25	–	12	11(f), 12, 14(b)	24	헌장: 11,13	26 의정서 9, 10	16
과학적 진보의 이익을 향유할 권리	27(2)	–	15(1)(b),	–	–	–	26	22

세계보건기구

　세계보건기구(World Health Organization, 보통 WHO로 줄여서 부름)는 국제연합(UN) 산하 전문기관의 하나로 건강 향상과 질병 퇴치를 위한 국제적 협력기구이다. 1946년 헌장이 만들어지고, 1948년 활동을 시작한 이래, 거의 모든 국가가 참여하여 1992년 현재 회원국 수는 168개 국에 이르고 있다.

　세계보건기구는 전인류가 가능한 한 최고 수준의 건강을 달성하도록 하는 데 목적(헌장 제1조)을 두고 있으며, 이를 위하여 각국의 정부와 관련 기관의 협조 아래 건강과 질병에 관련된 여러 종류의 사업을 전개하고 있다.

　세계보건기구는 중앙에 세계보건총회(World Health Assembly), 실행위원회, 사무국의 3개 조직이 있다. 전세계를 아프리카, 동지중해, 동남아시아, 서태평양, 아메리카, 유럽의 6개 지역으로 나누어 각각 자치적인 활동을 하고 있다. 우리나라는 서태평양 지역에 속해 있다. 서태평양 지역(Western Pacific Region)의 사무국은 필리핀의 마닐라에 있으며, 1989년 이후 우리나라의 한상태(韓相泰) 박사가 사무처장을 맡고 있다. 각 나라별로 세계보건기구 대표(WHO Representative)를 둔다.

　세계보건기구의 재정은 주로 각국의 분담금으로 충당된다. 1991~1992 회계년도의 경우 6억 5천만 달러의 예산을 집행하였다. 우리나라도 0.21%(140만 달러)를 부담한 바 있다. 과거에는 수혜국이었으나, 이제는 부담액이 더 큰 공여국이 되었다.

　세계보건기구는 인류의 건강한 삶이라는 이상을 달성하기 위하여 1950~60년대에는 말라리아, 결핵, 천연두 등 감염성 질환의 퇴치에 노력을 기울여, 큰 성과를 거두었다. 최근에는 AIDS의 관리, 환경보건의 개선 등에 적극 노력하고 있다. 세계보건기구가 정한 각종 기준, 질병분류, 질병관리체계는 세계적인 표준이 된다. 1970년대에 들어서는 '보건의료체계'를 강화하기 위한 사업을 전개하였다. 이러한 노력의 대표적인 예가 1978년 전 회원국이 모여 채택한 '알마아타(Alma Ata) 선언'이다. "모두에게 건강을(Health For All)"이라는 장기적 목표를 이루기 위하여, 새로운 의료질서로서 '일차보건의료'의 개념을 제시하였다. 이는 세계 각국의 보건의료 발전과 정책 수립에 매우 큰 영향을 미치고 있다. 일차보건의료는 이제 '국가 보건의료체계의 방향 재정립'과 '지역보건의료체계'의 구성이라는 더 높은 개념으로 발전되고 있다. 우리나라에서도 경기도 연천군, 강원도 화천군, 전라남도 곡성군, 대구시 남구 등에서 지역보건의료체계 사업이 진행되고 있다.

눌원보건문고 10

여성의 건강과 인권

ⓒ 서울대학교 의과대학 의료관리학교실, 1995

지은이／세계보건기구(World Health Organization)
옮긴이／서울대학교 의과대학 의료관리학교실
펴낸이／김종수
펴낸곳／도서출판 한울

초판 1쇄 발행／1995년 2월 28일
초판 2쇄 발행／1996년 5월 20일

주소／120-180 서울시 서대문구 창천동 503-24 휴암빌딩 201호
전화／326-0095(대표)
팩스／333-7543
등록／1980년 3월 13일, 제14-19호

Printed in Korea.
ISBN 89-460-2190-X 94510

값 4,000원